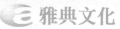

雅典文化

瘦身大拼圖，

拼出最適合妳的王道減肥法！

王凱芬 編著

很多時候減肥不成功，
除了是因為所用到的
減肥方法不正確之外，

還有一個重要的 **原因**
是減肥者自身缺乏夠足夠的信心。

國家圖書館出版品預行編目資料

瘦身大拼圖, 拼出最適合妳的王道減肥法!／王凱芬編著.
-- 初版. -- 新北市：雅典文化, 民103.10
面； 公分. --（健康生活系列；18）
ISBN 978-986-5753-22-1(平裝)

1.減重

411.94   103016301

健康生活系列 `18`

瘦身大拼圖，拼出最適合妳的王道減肥法！

編著／王凱芬
責編／廖美秀
美術編輯／林家維
封面設計／林家維

法律顧問：方圓法律事務所／涂成樞律師

總經銷：永續圖書有限公司
永續圖書線上購物網
www.foreverbooks.com.tw

CVS代理／美璟文化有限公司
TEL：（02）2723-9968
FAX：（02）2723-9668

出版日／2014年10月

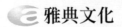

雅典文化

出版社

22103　新北市汐止區大同路三段194號9樓之1
TEL　（02）8647-3663
FAX　（02）8647-3660

第 1 章　娛樂減肥法：

前衛時尚的瘦身大法

第 2 章　心理瘦身法：

控制大腦，讓瘦身成為現實

第 3 章 減肥茶瘦身：

善用茶飲輕鬆享「瘦」

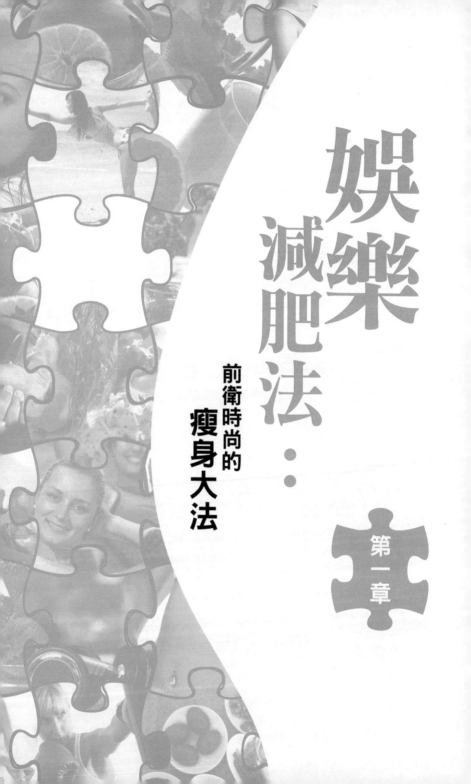

娛樂減肥法：

前衛時尚的
瘦身大法

第一章

現在日本最流行香浴瘦身操

　　到了夏季，手臂太胖不敢穿背心，腿太粗不敢穿短裙，有沒有辦法輕鬆的瘦下來，讓自己小露性感、魅力加分？你是不是也認為，要減去身上多餘的贅肉，保持人人稱羨的好身材，勢必要花很多時間和精力來健身，總覺得費時又麻煩，平常工作又忙又累，回到家根本就不想動，更別說是上健身房了。如果你就是這種又懶又想擁有好身材的美眉，就一起來實行「沐浴瘦身法」。

　　利用每天洗澡的時候，配合體操和按摩，其實也可以讓你瘦得很輕鬆喔！洗澡是每個人每天都能做的事情，也是跟自己身體最親密的時刻，洗澡前先來個伸展運動，進浴室淋浴或泡澡時，順便針對想瘦的部位，做些簡單的按摩操，不會花你多少時間，卻可以達到令人意外的成效。

　　想要讓塑身效果更加倍，可以準備輔助的小道具和沐浴產品，像基本的海綿或沐浴刷，用來去角質的磨砂膏、沐浴鹽等，可以同時達到去角質和塑身的效果；泡澡的時候，在洗澡水加入喜歡的精油，或是有「瘦身」效果的泡澡包，增加身體的血液循環，也能促進代謝，有助於身體塑形！洗完澡再針對想瘦的地方，以按摩的方式擦上緊實霜，都能讓瘦身效果更加倍。

瘦身大拼圖，拼出最適合妳的！王道減肥法！

1‧腿部動作：順著小腿揉按至大腿後部，再沿大腿內側由上而下輕撫至腳踝，促進血液循環順暢，揉按力度要適中，這樣可使腿部皮膚更光潔有彈性。

2‧臀部動作：首先我們來改變水流方向讓水流接觸腰椎和脊椎。深蹲，雙手從大腿前部向下打圈按摩至腳踝，然後雙腿伸直，挺腰直身，雙手自下而上提拉臀部肌肉，美化臀部線條。

3‧胸腹動作：面對蓮蓬頭，水流溫和接觸胸骨。雙手於腰腹部交叉，向後擴胸，手掌來回按摩腹部兩次。防止脂肪細胞過度堆積，促進身體循環代謝。

4‧手臂動作：水流接觸頸側和肩周。用沐浴球自肩頭打圈按摩至手腕，向上曲臂，沐浴球自手背滑向手肘，雙臂舒展平直。注意擴展胸部，美化胸部線條。

5‧伸展動作：關掉水流。雙手由小腹經上身向上提升至頭頂上方，配合吸氣，向上收緊全身線條，塑形、呼氣、還原。

唱歌也可以減肥你知道嗎

唱KTV減肥，歡歌一宿窈窕永久你知道嗎？唱歌可是一項很好的減肥運動，約上三五知己一起去KTV唱唱歌，也能唱出窈窕來。

唱歌時我們呼吸的方式尤為重要，也就是平常所說的腹式呼吸法，要利用呼吸帶動腹部肌肉收縮，從而促進新陳代謝，達到緊實肌肉，減去脂肪的效果。我們使用此種呼吸時，可以調節空氣的吸入和呼吸量，使空氣中的養分能被人體迅速吸收，從而分解脂肪，這對於脂肪的燃燒是很有效的。

1・垂直吸氣

（1）身體站直，兩腳分開與肩同寬，肩部放鬆；一手握住麥克風，一手按住腹部。

（2）張開嘴，利用口和鼻垂直向下吸氣，感覺將氣吸到肺的底部。吸氣過程中，下肋骨附近會擴張起來，橫隔膜有一定程度的擴張，感覺腹部向前及左右兩側膨脹。

（3）收緊小腹，挺值背脊，K歌準備動作完畢。

懶人叮囑：吸氣將要結束的時候，能感到氣流會推向脊柱兩邊和背後，並純粹在那裡，摒住呼吸後再緩緩將氣吐出來。

瘦身大拼圖 拼出最適合妳的！王道減肥法！

2 · 緩緩吐氣

（1）整個K歌過程中，需要始終保持氣息。在唱的動作未結束之前，始終都要保持吸氣狀態，身體之內彷彿充盈著氣息。這種充滿氣息的感覺同樣能夠讓你以更好的狀態來唱完這首歌。

在需要呼氣的時候，控制呼出速度，儘量節省用氣，均勻而緩慢的吐氣。

懶人叮嚀：這樣K歌，可能會有輕微的呼吸僵硬，必須儘量投入到歌唱之中，表情和心情都要放鬆，橫隔膜和兩肋才能維持緊張狀態。要把氣息儘量留在兩肋和橫膈膜之下，而不能使氣團不斷被呼出，從而降低脂肪燃燒的效果。

3 · 控制氣息

在第二部完成之後，將氣息保持住，使聲音始終落在所控制的氣團之上，這樣聲音就由呼吸來控制，不但能夠幫助你自如的升高音或是降低音，而且小腹和全身的脂肪也會輕易跑光。

懶人叮嚀：除了唱歌方法要正確之外，歌曲的選擇也要十分重要。歌曲時間長，節奏快是不錯的選擇。

調整好呼吸後，我們再來看K歌減肥，該選擇那些歌曲：

生理遺傳性，主要表現為食欲好，不常運動的人，適合下列歌曲：

（1）韓紅的《那片海》，可釋放熱量60焦耳。

（2）張柏芝的《星語心願》，可釋放熱量60焦耳。

（3）《我的野蠻女友》的主題曲《I belive》，可釋放52焦耳。

工作壓力大，情緒不佳時會暴飲暴食的人，適合下列歌曲：

（1）張惠妹的《姐妹》，可釋放熱量64焦耳。

（2）梁詠琪的《新鮮》，可釋放42焦耳。

（3）莫文蔚的《愛我請舉手》，可釋放60焦耳。

失調型，主要表現為吃飯速度特別快的，適合下列歌曲：

（1）陶晶瑩的《太委屈》，可釋放60焦耳。

（2）劉若英的《成全》，可釋放50焦耳。

代謝不足型，主要表現為不易出汗，適合下列歌曲：

（1）《芭比娃娃》可釋放42焦耳。

（2）中國娃的《單眼皮女生》，可釋放熱量64焦耳。

K歌減肥法雖然有利於減肥，但也不是人人都有適合的，有下列情況者請不要使用K歌減肥法。

瘦身大拼圖，拼出最適合妳的！王道減肥法！

1．女性月經期及前後數日。

2．手術治療後3個月以內。

3．發生大範圍灼傷及牙痛、肌肉痛等炎症。

4．感冒時。

牛奶浴=美膚+瘦身

現在，越來越多的人在家泡牛奶浴，但你知不知道，其實無論中外，在很早的時候，人們就發現了牛奶的美膚養顏功效。明代著名醫學家繆仲醇在其書《本草經疏》中就說過：「牛乳能悅澤肌膚，安和臟腑，益顏色。」

宋代的《奉親養老新書》也提到了牛奶補血脈，強身健體，潤澤肌膚，延緩衰老的功效。但牛奶浴確是從古羅馬帝國尼祿的皇后開始的。隨著科學的進步，人們更是發現了牛奶作為「完美食品」的神奇功效，它含有數十種人類需要的天然營養，因此非常適合人類食用，只要每天飲用牛奶500毫升，便能滿足每日大部分的營養需要。牛奶是上天賜給人類最完美的禮物，學會正確的使用牛奶的方法，你可以達到不一樣的美膚功效。

1．用牛奶和麵粉製作優質面膜

牛奶含有豐富的乳脂能有效改變皮膚乾燥的現象，將牛奶與麵粉調和，便能製造出一款非常優質的面膜，尤其適用於中性肌膚。而對於油性肌膚的使用者，就需要把全脂牛奶換成脫脂牛奶，再與麵粉調和，去脂的牛奶麵粉面膜有極佳的改善膚質的功效，但對於還處在20～40歲這個年齡階層的人來說，就

瘦身大拼圖 拼出最適合妳的！王道減肥法！

不用再對牛奶進行任何加工，可直接製作面膜了。

2 · 食鹽牛奶浴告別皮屑

　　牛奶和鹽混合，可以有效的改善粗糙的肌膚，並去掉困擾你的皮屑，讓肌膚更加光澤嫩滑。

　　製作使用方法是，先在將一杯食鹽融化在一個小罐子，將融化好的食鹽水倒入已經放好溫熱水的浴缸裡，隨後只要再加入4杯等量的脫脂奶粉便製作完成了。在使用時，你只要安心舒適地躺在這個加入了牛奶和食鹽水的浴缸裡，浸泡半個小時，然後再按照你日常的沐浴步驟進行便可以了。這種食鹽牛奶浴最好一周使用一次，可有效的告別皮屑，讓你享有滑嫩肌膚。

3 · 燕麥調牛奶去掉斑點

　　人們都討厭肌膚生痤瘡、黑頭、面皰、雀斑等破壞肌膚潔淨的東西。但只要這類肌膚問題不是特別嚴重，你就可以透過每天敷10分鐘燕麥調牛奶面膜簡單的去掉它。

　　方法是將2湯匙的燕麥與半杯牛奶調和均勻，之後將調和好後的牛奶燕麥用小火煮，煮熟後待其晾至溫熱，便可以使用了。

4 · 牛奶調和醋消除眼睛水腫

　　牛奶不僅能讓肌膚滑嫩如新生，還具有緊致肌膚的功效。對於晚上熬夜，早晨起床後發現眼皮水腫的人士，便可以用醋

和開水再加適量牛奶調勻，將調勻後的牛奶醋在水腫的眼皮上反覆輕按5分鐘，再用浸過熱水的毛巾敷眼，很快就能讓眼皮消腫。如果早上時間不夠，可以簡化以上方法，用兩片浸了凍牛奶的化妝棉，敷在水腫的眼皮上約10分鐘，再以清水洗淨即可。

5・凍牛奶舒緩曬傷

牛奶放在冰箱裡凍過後，基於酵素的作用，除了美膚之外，還有消炎、消腫及舒緩皮膚的功效。因此，夏日外出時間長，肌膚被陽光灼傷出現紅腫時，便可以用凍牛奶來對付曬傷肌。

首先，可以用凍牛奶來洗臉，然後用浸過牛奶的化妝棉或薄毛巾敷在發燙紅腫的曬傷處。但如果身體大面積被曬傷產生灼痛感的話，可以浸一浸牛奶浴或給身體敷牛奶體膜等，從而有效的治癒日曬後損傷的皮膚。

牛奶含有豐富的乳脂、維生素與礦物質，具有天然保濕功效，而且牛奶極易被皮膚吸收，凍牛奶更是可以起到消炎、舒緩肌膚的功效。因此，當你休息在家時，想要擁有一次全新的美膚體驗，讓自己擁有嬰兒般白淨嫩滑的肌膚時，不妨泡一個簡單的牛奶浴，感受一下肌膚被牛奶包覆的美好感受。

瘦身大拼圖，拼出最適合妳的！王道減肥法！

要享瘦很簡單，換隻手吃飯就行

長期以來，人們就對左撇子有一種偏見，認為他們不如右撇子，而許多左撇子又一直認為自己受到歧視。事實上，左撇子在生活中確實會有一些困難，因為絕大多數用具是為右撇子設計的，生活中的種種設施幾乎都是為右撇子準備的，這往往給左撇子帶來許多不便。可是你們要是知道了用左手吃飯能夠減肥的話，很多人肯定會樂壞了。

換一隻手使用餐具，大部分的人都會很不習慣，吃飯也變得不那麼便捷愉快，一旦饑餓感被滿足以後，人往往就不想再吃了。然而，如果用右手或者常用的那隻手，人們通常會在遇到美味時暴飲暴食。

日本人對減肥十分熱衷，而且崇尚自然健康的減肥方式。一項日本的最新研究表明，用左手吃飯，能有效減肥。這並不是指必須用左手，只要是用平常不習慣用的那隻手吃飯，就能達到理想的效果。

這種減肥方式的原理其實很簡單，就是利用人們使用平常不慣用的那隻手拿餐具時，動作會變得不方便，這樣就會吃得少、吃得慢，一旦饑餓感被滿足之後就會停止再吃了。

但使用這種方式往往會因為不習慣，很快就放棄了，而再度換回原來的那隻手。若又有美食當前，總是難以抗拒，一不

小心又會吃得太多了。

　　對於東方人來說，用左手拿筷子吃飯實在是件不容易的事，何不就利用這個機會改變一下平常用餐的習慣，放慢吃飯的速度，多咀嚼幾次才把食物吞下。當你細嚼慢嚥時，不但可以避免攝食過多而吃進過多的熱量，還能夠減少腸胃負擔，提升代謝，對減肥只有好處沒有壞處。當然，細細品嚐也才能吃出食物的真滋味、好味道。如果擔心自己沒辦法持續，也可以找個人相互監督執行，彼此約束鼓勵對方，如果努力堅持下去，肯定能達到瘦身的效果。

　　偶爾換隻手吃飯，也有助於鍛煉大腦，讓左右腦都能靈活運用。這樣一來對預防老年癡呆也很有幫助。

瘦身大拼圖，拼出最適合妳的！王道減肥法！

逛街也可以燃燒熱量

　　愛美的女性都愛逛街，挑選適合自己的服裝飾品，為自己的美麗更添一份光彩，在逛街過程中，欣賞各類美麗的飾品或製作精良的服裝，總能得到的美的感受。但其實，逛街不但心理上能得到愉悅，逛街也能達到身體上減肥的功效。因為，人們逛街通常都不會少於兩個小時，不停的來回走動是一項很好的有氧運動，可消耗體內多餘熱量。據測試，逛街時步行不少於7000步，可消耗約0.38千卡的熱量。長期堅持，一年下來消耗的熱量將是一個很大的數目。同時，逛街時，由於注意力都在商店出售的商品上，因此，便不會像其他場合下的食欲那麼高漲，即使不是刻意控制飲食，也不會想要吃太多東西。所以說，減肥是一項心理與身體雙贏的活動，如果逛街時能掌握好方法，就能使減肥的效果更佳明顯。

　　在百貨公司或大賣場內步行時，應養成良好的走路姿勢，抬頭挺胸，保持背部直立，肩膀下沉並收腹，因為行走中是無法鍛煉到腹部肌肉的，只有始終保持腹部肌肉的緊縮，才能刺激腹部肌肉，使小腹變得平坦緊致。在行走的過程中，還要注意步幅步速，步速應該比平日稍快，步幅保持在70公分比較合適，這樣行走可以更好更充分的鍛煉到腿部肌肉。脂肪的燃燒不能離開水，因此逛街時可以隨身攜帶一瓶礦泉水，但記住千

萬不要喝高熱量的碳酸飲料。為了預防饑餓，還可隨身攜帶一些優酪乳、蔬菜棒等健康又有飽腹感的食品。

　　對於逛街的時間要求，一般不宜超過3個小時，尤其當你在一些比較封閉、空氣不流通的賣場裡的時候，更不能長時間在裡面停留。逛街後回到家中，應做一些四肢肌肉拉伸運動和對腿部進行按摩，避免雙腿因長時間運動而長出塊狀肌肉。對於因長時間的站立和行走，導致下身水腫的情況，可做一些壓腿動作，用雙手捏小腿肚或大腿的脂肪和肌肉。

1‧逛街瘦身的五大法寶

（1）開車來逛街時，把車停在停車場的最裡邊，要是在天氣比較冷的情況下，還可把你的大衣外套脫在車裡，這樣一下車你就會奔向賣場，這樣短距離的奔跑對減肥很有效果。如果乘的是公車或地鐵，可以提前一站下車，然後走路去賣場，也是很好的減肥辦法。

（2）商品選購好去收銀台付錢時，在等待收銀員收錢的時候，可做一些腹部運動，像收緊腹肌，就像有人打了你一下。然後可以左右腿交替離開地面20秒鐘，可以讓你腹肌更加緊致結實。

（3）購物時，不妨好好享受拎著全部的戰利品返回的感覺。在返回時，一邊提著購物袋，一邊不時的彎曲一下手臂，可以鍛煉手臂肌肉，讓你的手臂線條更加完美。

（4）逛完街後，要返回停車場時，不妨試試斜著跑向自己的車

瘦身大拼圖，拼出最適合妳的！王道減肥法！

子，這樣的奔跑方式能更有效的燃燒大腿內側和外側的脂肪，讓你擁有一雙修長緊致的美腿。

（5）提著逛街下來精心挑選的戰利品回到家中，將購買的物品放置妥當後，做20組蹲起。然後，你會感覺一天的生活充滿活力，彷彿置身於健身房中一般。

2‧逛街減肥時要注意的5點事項：

（1）逛街時要選對時機，不要一時興起想什麼時候逛就什麼時候逛，應該確保逛街的時間不至於耽誤休息、影響正常進食，也不要在時間緊張的情況下硬擠出時間去逛街，總之，逛街時一定要保持心情輕鬆愉快，才能有效的控制卡路里的攝入。

（2）選擇合適的裝扮有利於逛街減肥。通常平底鞋和寬鬆的衣服會很舒適，但並不利於逛街減肥。

（3）因為逛街一直在走動，因此很多人逛街的時候會抓住每一個機會坐下休息，像試衣服時，就會選擇坐著試衣，但其實在試衣間裡坐著試衣會減少熱量的消耗，所以，下回可別再坐著試衣了。

（4）在逛街時，不僅飾品服裝店多，賣小吃的地方也多，逛街的朋友便不會擔心食物的問題，總在逛到很餓的時候才吃，但其實餓了才吃飯，對高熱量、高脂肪的美食的抵抗能力會大大降低。

（5）逛街時不要走走坐坐，持續的運動能消耗更多的熱量。逛

街時採用正確的走路姿勢，注意逛街時的各種小細節，保持持續性的運動，你便不用再擔心買回來的衣物穿不上，只要掌握正確的逛街方法，你便可以一邊逛街一邊減肥，輕鬆愉快的擁有好身材。那些坐在電腦前上網購物的朋友們，不妨也出門走走，感受一下琳琅滿目的商品的魅力，也給自己一次有氧運動的機會。

瘦身大拼圖，拼出最適合妳的！王道減肥法！

時尚活力踏板操瘦身法

踏板操,就是在踏板上進行有節奏的動感音樂舞蹈和健美操的動作節奏(每分鐘120拍左右)。它具有健美操的所有特徵,同時,踏板的動作完成最重要的是,能夠更有效的提高心肺功能和協調性。因為踏板操有針對性的鍛煉下肢和臀部,具有顯著的熱量消耗減少脂肪,髖關節的腿,改善肌肉的效果。

踏板操作為有氧健美操,在供氧充足的狀態下進行長時間、中低強度的練習。踏板具的高度加上這種運動強度,完成同樣動作比在平地上耗能要多,會使您的腿部結實起來,肌肉的線條更修長,有效的解決臀部下垂的問題,加之踏板操動作中的舒展與伸拉,使您的動作更靈活、更輕盈。同時,還能提高人的心肺功能。

踏板操適合所有的人鍛煉,尤其是長期坐辦公室,腿部缺乏鍛煉的女性,以及希望自己的腿部變得結實、健康,改變臀部下垂的人。

該項目不適合心臟病患者、腿部有傷者(尤其是膝關節、踝關節、大腿韌帶有傷者)、身體虛弱者(如產後者、病癒者)練習。

踏板操在特製踏板上完成動作,高度可以調節,有助於鍛煉者根據自身情況合理安排運動量和運動強度,充分滿足了不同鍛煉者的不同需要。另外,其跳躍性動作相對較少,能夠避

免下肢關節受到過多的衝擊，為鍛煉者提供了安全的保證。

踏板操運動內容豐富，板的擺放方式不同，運動內容也相應變化，形式多樣，鍛煉時充滿了趣味，使運動過程不顯枯燥，容易堅持。

踏板操前的熱身方法如下：

1‧兩腳開立，深呼吸，給血液提供充足的氧分。

2‧原地踏步，左右移動，向後交叉步，包括兩腳開立，腳趾上下輕拍地面。

踏板操運動有這樣一些需要注意的基本姿勢和鍛煉要求：

1‧踏板操的基本鍛煉方式是上板、下板動作，每週至少應做3次基本鍛煉，以3個月為1個鍛煉週期。進行踏板操運動前，應當運用簡單的方式先將身體活動起來，特別是大腿、腳踝關節應活動開，並做到充分的伸展；在全部運動結束後也要做放鬆運動，以減輕身體的疲勞感。

2‧練踏板操時，踏板的高度可以根據運動水準、踏板技術、膝關節的彎曲度適當調節。為了增加運動強度，可以適當增加踏板的高度，或者搭配手臂動作並加大幅度，但應以不超

瘦身大拼圖，拼出最適合妳的！王道減肥法！

過身體的承受能力為限。

3．為了增加運動的興趣，可以用踏板的板面以及四個角來分別完成板上、板下的連接動作；也可以按需要將板擺成不同位置。另外還可以同時利用2塊成3塊板進行練習。如果同時配合舉啞鈴、健身球運動、爬樓梯等鍛煉方式，運動效果會更加全面。

4．腳踩上踏板時要注意平衡，應踏在板中心，以防重心偏移，導致摔倒。腳跟不要抬離踏板，以免扭傷跟腱。下板時腳尖先著地，隨後腳跟落地，這樣可以使腿關節受到的壓力得以緩衝，減少運動傷害。

5．練習板上抬腿時，將單腿抬高，然後點地，觸地時間要儘量短；練習板上側踢時，應側展腿部，側踢的腿要儘量伸直；練習板上後屈時上身略前傾，單腿後屈，腳跟儘量往臀部靠攏；練習板上前踢時單腿前踢，腿要儘量伸直。

踏板操鍛煉雖然簡單易行，安全性也比較高，但練習時仍有一些需要特別注意的地方，以便運動時能取得更好的效果，而且不會損害健康。

運動前1小時停止進食（如有需要，可進食少量易消化的流質食物），以免影響胃腸正常功能，導致胃痛。

當加大運動量之後，容易大量出汗，因此必須注意補充身體所需的水分。運動前半小時，可以喝200～500毫升水。鍛煉過程中每15分鐘可以少量飲水，鍛煉結束後不宜立即飲水，應休息片刻再飲水或進食。運動過程中始終保持收腹的姿態，並注意調整呼吸與動作相協調。

　　身體若感到明顯不適，如劇烈疼痛、眩暈、心律過快等，應立即停止運動，並適當的休息，直到身體恢復正常後再考慮恢復運動。另外，心臟病患者、腿部有傷者（尤其是膝關節、踝關節、大腿韌帶傷者）、身體虛弱者（如產後者、病癒者）不宜進行踏板操鍛煉，鍛煉過程可能發生危險，應特別注意。

瘦身大拼圖，拼出最適合妳的！王道減肥法！

水中慢跑，時尚健身新寵兒

聽到「水中慢跑」相信很多人還是一頭霧水，感覺很不可思議，很多人也是首次聽說。那麼「水中慢跑」究竟是一種什麼樣的運動方式呢？在此就為大家介紹一下。

水中慢跑是在美國新興起的一項健身運動，不僅可減肥瘦身，而且有利於傷病後身體的恢復，男女都很適合。所謂水中慢跑，就是選擇水深1.5～2米的地方，在腰間繫一條漂浮帶，以保持身體在水中垂直。運動時要使頭和肩膀露出水面，腳離地，手腳模仿跑步動作的運動方式。水中慢跑的動作非常簡單，還可以自由調節運動強度。需要提醒的是：進行水中慢跑時，應視個人身體情況，循序漸進，慢跑5分鐘後，心跳速度不應超過每分鐘110～130次，並以休息和運動交替進行為宜。

具體的動作要領是：

1．手臂彎曲90度，以肩為軸，前後划動，注意手指不要露出水面。

2．膝蓋提到與臀部平行的高度，然後再向下踩。這樣可以確保無論朝哪個方向運動，都會遇到水的阻力，從而使全身肌

肉都能夠得到均衡鍛煉。如果加快手腳的划動速度，就可以加大運動量，消耗更多脂肪。

水中慢跑對身體有很多有益之處：

1·水中慢跑可以健身

　　根據運動學理論，在水中慢跑能平均分配身體負載，比陸地跑有明顯的優勢。在陸地上，每跑1英里，每隻腳就得撞擊地面1000次左右，腳部、膝部和臀部都受到震盪，容易導致肌肉扭傷或韌帶拉傷；而在水中，下肢的震盪為零，不會受傷。根據醫學理論，人的腹部和腿可透過水的阻力得到很好的鍛煉，想減肥的女性在水中慢跑，不僅可以除去腹部多餘的脂肪，還可以使雙腿變得修長。

2·水中慢跑有助於運動損傷的康復

　　水中慢跑有助於解決運動員受傷後不得不停止訓練的窘境。而如果以水中慢跑的方式恢復訓練，既可以避免再次受傷，同時又可以不必停止鍛煉。

　　進行水中慢跑的一個場所就是附近的海域，相比在泳池中進行，海中慢跑會讓人心情更舒暢。不過，在海中進行慢跑時應注意以下幾點：

瘦身大拼圖，拼出最適合妳的！王道減肥法！

1 ‧ 一般選在夏季、初秋，這時水溫比較適宜，冬季和春季水溫過低，可能會影響身體健康。

2 ‧ 每慢跑6分鐘後，應稍事休息，且每次運動的時間不宜過長。

3 ‧ 要注意穿鞋，以免扎傷或受到水中生物的傷害。

女性，尤其是年輕女性，通常是新事物的勇敢嘗試者，水中漫步絕對是一個值得一試的嘗試。

擊劍：紳士運動VS減肥瘦身

　　著盔甲，出利劍，嚴防守，活移步，瞄準時機，一劍封「喉」……歐洲中世紀的「紳士運動」——擊劍，正在成為精英人士時尚健身的項目之一。對於一名現代劍客來說，劍的詩意或許是藏在他們心中的夢想，但在忙碌的現代生活節奏裡，用劍表達一種心境已不再是他們練劍的全部意義。從劍的對抗中獲得快樂，培養自己勇敢拼搏的精神和優雅的舉止風度，這也許才是現代擊劍者的真正追求。

　　擊劍是一種高雅的運動，它對劍手素質的提高是全方位的。在參加正式的擊劍訓練和比賽之前，必要的熱身是必不可少的。擊劍交鋒前的準備活動要求充分活動踝關節、膝關節、腕關節、肩關節、頸部、脊椎、大腿肌肉。通常的熱身方式為，轉動各部位關節，正、側面壓腿。熱身活動的時間不得低於15分鐘。

　　在擊劍過程中，千萬要量力而行，以防腳踝、膝部、大腿肌肉等部位扭傷、拉傷。同時，擊劍是鬥智鬥勇的體育活動，請勿玩命的劈刺對手，以避免給對手或自己造成不必要的傷害。點到為止，以輕、巧、靈取勝於敵。

　　在擊劍過程中，心態要平和，要放鬆全身的肌肉，尤其要注意、肩、臂、手腕關節的放鬆。心態的、精神的緊張，肌

瘦身**大拼圖**，拼出最適合妳的！王道減肥法！

肉的僵硬，以至於到了無法正常呼吸的地步，將直接導致運劍和步法的靈活性降低，並降低反應速度，且大量消耗體力。此外，注意身體的協調性也是比較重要的。

對女士來說，擊劍是瘦腿、瘦腰，塑造完美身材的絕佳運動。擊劍能夠塑造腿部線條，因為擊劍的基本動作是打開髖關節，這個姿勢使大腿內側肌肉得到了充分鍛煉。在擊劍的基本攻防中，需要靈活使用腰腹部，因此可以徹底消滅「水桶腰」和腹部「救生圈」。再加上練習中，要穿著厚厚的三件套式擊劍服，這身衣服比包保鮮膜或穿塑身衣的減肥效果都明顯，一場比賽下來，你就會渾身是汗，消耗的熱量相當可觀。

擊劍本身的養生作用：

1．擊劍運動能夠提高身體素質，對參與者的身、心都大有好處。

2．擊劍運動能提高人的爆發力、敏捷性和耐力，使參與者的身體更敏捷、靈活、強健，尤其是能增強心肺功能，培養協調能力和手腳配合能力，增強身體素質。

3．擊劍同時可以培養勇敢、頑強、自信的心理品質。擊劍不僅是力量與意志的對抗，也是智慧的較量，對智力開發也大有好處。

4·擊劍還可以增加身體的柔韌性、反應的敏捷性，讓你獲得一步一步擊敗對手的成就感。在一劍刺中對手的剎那間，你會感到平時積聚的壓力都被釋放出來了。因此，擊劍還是減壓良方。

進行擊劍前一定要做這些拉伸熱身：

1·**腕部運動**：先將右臂伸直上舉，手腕放鬆，五指呈自然狀態，朝右外側帶動手腕。注意不要用力，輕輕搖、轉，環旋30～50次；再換左手，環旋相同次數；左手握緊右手腕下部，借左手之力，快速搖動右手腕30～50次；再換右手握緊左手腕下部，同樣搖動30～50次。

2·**拉伸大腿前側**：採取站立，彎曲一側膝蓋，手握住腳背，把腳貼近臀部。挺直腰部，臍部下方要用力。集中意識伸展大腿的前側，保持20～30秒。左右做同樣動作。

3·**拉伸膝蓋和小腿肚**：雙腿前後張開，呈弓步。前腿膝蓋彎曲，使後腿的小腿肚和膝蓋背面伸展，保持20～30秒。相反方向做同樣動作。

4·**抬升大腿**：站在離牆壁約20公分處的地方。雙手撐在牆面上，彎曲一側膝蓋並將腿抬起至大約臍部的高度，然後落

瘦身**大拼圖**，拼出最適合妳的！王道減肥法！

下。有意識的在臍部以下用力。左右做同樣動作。

5.拉伸背部和髖關節：雙手交叉放在腦後，以背部充分伸展的姿勢站立，保持腰部不反弓，也不前曲，身體在髖關節處前傾，然後還原。

除此之外，透過跳繩，刺激腿部肌肉，以免做步伐的時候拉傷；原地壓韌帶，可以讓弓步出得更大。

又美麗又happy的舞蹈

對於20世紀70年代和80年代的人來說，休閒的方式多種多樣，夜生活更是多姿多彩，舞廳無疑就是其中一個重要的休閒場所，跳舞便因其放鬆身心，又能美體的緣故而深受大家青睞。

跳舞是一種主動的全身運動，有較大的運動量，迪斯可舞更是如此，故有益於美體塑身。迪斯可舞的特點是胯部扭動大，臀部肌肉不斷收縮，能有效的減少臀部和大腿的脂肪。據測試，迪斯可舞的運動量相當於每小時長跑8～9千米，每分鐘游泳45～50米，每小時以20～25千米的速度騎自行車的運動量，這樣的運動量具有明顯的瘦身作用，且身心愉快，容易堅持。

若打算以跳迪斯可舞瘦身，每週應跳3次，每次連續跳25分鐘，跳舞者心率每分鐘應達110～130次。 小艾是一名大三女生，她本來的體型完全適中，所以從未想過去減肥。但一次失戀的打擊後，她每晚在宿舍裡狂舞，並且和整個宿舍的女孩一起跳。在這樣一番「群魔亂舞」後，半月之後她居然瘦了35斤！這使得她看起來更添了一份「骨感」，越發的楚楚動人。此後，總有同學問她是怎麼瘦下來的，並打趣的說：「別人都說戀愛中的女人最美，依我看失戀中的女人更美！」

瘦身大拼圖，拼出最適合妳的！王道減肥法！

舞蹈帶給我們的除了釋放壓力外，更多更實惠的益處莫過於塑造模特兒般的魔鬼身材！

34C酥胸、24寸纖腰、修長白嫩的雙腿，志玲姐姐現在的美麗，連港星黃秋生、吳鎮宇都稱讚她為美女中的「極品」。但要知道，30歲前的林志玲，身材沒這麼好：手臂、大腿外側有多餘肌肉，胸部不及現在豐滿，連臉蛋也不引人注意。要不是首次起用藝人擔任美容瘦身代言的「伯樂」發現她長相很有親和力，志玲姐姐可沒有今天。選擇正確的飲食（月瘦5磅、飲食瘦身7法）再搭配按摩（美眉的豐胸按摩三步驟），雙重塑身療法讓林志玲一下子從「灰姑娘」變成了「公主」——氣質和性感都翻了一番。

而且據這位最愛發嗲的美女介紹，她特別愛吃甜食，且來者不拒。吃甜食，不管吃多少依然纖瘦？這聽起來真令不少美眉扼腕。可林志玲背後鮮為人知的運動量，不知是不是每個美眉聽了一樣可以扼腕呢？ 從小學習舞蹈的她，節奏感跟平衡感很好，就算平常不出去運動，也會在家裡踩登山機，她說：「在家裡做簡單運動，很舒服，又有哥哥陪感覺更棒。」為了讓身體整體線條更美，林志玲還試著練抬腿：「別看這動作好像很簡單，持之以恆還真不容易，剛開始練的幾天腿好酸，抬都抬不起呢！」林志玲從小最擅長的運動就是舞蹈，因為練舞讓她懂得如何讓自己擁有最優美的曲線。身為第一名模，保持最佳身材很重要，但她從不刻意禁食，「畢竟靠健康的飲食控制和運動來維持身材，才是最科學的嘛！」林志玲笑眯眯的

用她很嗲的招牌聲音說，「時下流行的健身房，我以前也經常去，但現在一來好忙沒時間，二來健身房人太多，我一去大家都在看，我就會不自在，所以現在都不去，改在家裡運動，不過運動真的很重要。」

想要像志玲姐姐一樣有曼妙身材的美眉們，別光顧著羨慕她有口福，還要多學她沒事多跳跳舞吧！

舞蹈屬於不太劇烈的運動，但卻能確保有充足的氧氣（運動時間控制在30～60分鐘即可）。氧氣隨著血液流向身體各處，產生生命活動最基本的能量，同時增強肺活量，加強心臟的儲備能力。氧氣還能加快體內脂肪的代謝，達到減脂的作用。

而且跳舞很簡單，不需要非得模仿倫巴、牛仔舞那種高難度的動作，只要舉起手來，跟著音樂搖擺，就能讓人健康愉悅。即使想嘗試某些複雜的動作，也不要苛求自己100%姿勢到位，只需要全心投入其中，音樂的氛圍、舞蹈的情緒就可以讓人「脫胎換骨」。在動作過程中要始終有意識的收腹，這樣可以鍛煉腹橫肌；搖擺的幅度越大越刺激腹肌，增加腰背力量；搖擺的方向變換越多，腰腹越能得到均衡的鍛煉。

1‧將心率控制在最大心率（220減去你的年齡）的60%～75%。

2‧有高血壓、心臟病的人一定要控制好跟隨音樂搖擺的節奏，防止意外發生。

瘦身大拼圖，拼出最適合妳的！王道減肥法！

3・運動時別忘補充適量的水分。

在所有的瘦身運動中，舞蹈以其獨特的魅力一直擁有眾多的「粉絲」。這不僅因為舞蹈能帶給人輕鬆、愉悅的體驗，更以其曼妙的姿勢獨步「舞林」。

各位愛漂亮的美眉們，何不利用和親友相聚的機會讓自己舞動起來？

拉丁瘦腰法，瘦到你尖叫

熱情奔放的拉丁舞不僅成為時尚達人的減肥必修課，拉丁瘦腰似乎正逐漸成為一種新式的瘦腰運動。平均每跳一曲拉丁舞，腰部的扭轉達160～180次，拉丁舞在很大程度上必須拉伸腰部肌肉，減脂效果可想而知。簡單教你9個收腹動作，一起來練習吧！

1.雙手儘量拉伸上半身線條，雙腿站立，收緊腿部肌肉和臀部。放鬆雙肩，收腹。把意念點放在腋下附近，雙手儘量向上伸直，在頭上方會合。

2.靠胯部的力量扭動，注意擺動的幅度不要過大。雙手從左右落下與肩平，左手經過右手垂直。臀部後翹，右腿前移一個肩寬，胯部自然向外橫擺。

3.腹部的肌肉能獲得鍛煉，注意力集中於胯部。雙腿交替換位，胯部自然擺動，保持身體和背部挺直，手臂與肩平自然下沉，手指呈現蘭花指形狀向上翻轉。

4.保持美感也很重要，保持舞蹈的連貫性很必要，左手儘

瘦身大拼圖，拼出最適合妳的王道減肥法！

量靠近身體貼合，右手向上伸直，身體盡可能向上伸展，左腿向前移出一個肩位。

5．手臂按照蛇行扭動，橫向搖擺能對腸胃起作用，分腿站立，略微屈膝，背部中下部肌肉和腹部前方肌內用力將腹部向上側擺動。

6．保持脊柱的挺直，身體的協調性需靠練習來達到，微擴胸，收腹提胯，左腿發力，向後繃直膝關節，收腹翹臀，將身體重心前推，右腳落在左腳正前方，支撐身體。

7．重心要落在臀部，兩腿微微彎曲，收腹提臀，右腿呈90度角抬起，雙手握拳置於身側，重心落在後面。

8．利用腰部來移動，身體重心右移，脊柱挺直雙手與肩平向前伸出，停留10秒左右恢復。

9．注意呼吸用腹部吸氣，手臂斜向上伸出，收腹吸氣，儘量拉伸上半身的線條，右腿抬起向前移動一步。

跳芭蕾，讓脂肪優雅的燃燒

芭蕾起源於義大利，興盛於法國，所以「芭蕾」一詞本是法語「ballet」的英譯，而它的詞源則是義大利語「balletto」，意為「跳」或「跳舞」。

芭蕾具有很強的塑造個人氣質和形體的效果，「哪怕在靜止時也在消耗著脂肪，減肥效果非常好。」練芭蕾的女人也許不一定美麗，但卻擋不住一種優雅、一種沉靜、一種由內而外的魅力。走下聖殿的芭蕾舞，在使人形體優美的同時，還帶出內在高雅的氣質，使「醜人」也可以體會到「天鵝」舞動的靈巧與優雅。有一天，那些體態已經不那麼輕盈的，已過不惑之年的中年人們，為了重新擁有年輕時代的修長和美麗，她們選擇芭蕾，除了感覺到時間的倒流，還能回到夢中「紅色娘子軍」的輕鬆和飄逸的歲月。而正當青春年少的都市白領們不再坐視自己太過單薄的身材，也加入到芭蕾舞中練出健康和豐滿，於是，大街小巷流淌出這樣一種聲音：我們去跳芭蕾吧！

1‧下腰

左手扶牆固定身體，右臂向前打開，上舉過頭，然後向後彎腰，儘量將雙肩放平，後背部收緊。

纖體部位：背部肌肉，可起到伸展、開肩、挺胸、闊背的

瘦身大拼圖，拼出最適合妳的！王道減肥法！

作用。建議有攏胸不良習慣者多多練習。

2．壓腿

右手扶把杆，右腿放在把杆上，膝蓋繃直，後背挺直向右壓。注意身體一定要放正。

纖體部位：腿部，可伸拉韌帶使腿形更加修長。

3．下蹲

右手扶把杆，左手向身體斜下方伸展，雙腳腳跟併攏，腳尖打開呈一字線。然後下蹲，雙膝向腳尖方向打開，臀部向前頂。

纖體部位：大腿，可伸拉此部位內側肌肉。

4．站姿

站立，右腳向前伸出，腳尖點地，右手向身體右側打開，左手向體前伸出，呈半圓形。注意收腹、挺胸，眼睛看斜下方。

纖體部位：腿部與背部，可使修長的腿形、挺拔的背部展現出來。

5．吸腿

坐地，雙腿伸直，左腿彎曲，左腳緊貼右腿小腿肚。後背挺直，向左後方擰腰。

纖體部位：腰部，可消除此部位贅肉，有助於保持正確的上身體態，從而鍛煉出漂亮身姿。

跳芭蕾減肥，還要注意一點，就是配合飲食瘦得更快：

1‧儘量吃新鮮自然不加工的食物，減少過多鹽分的攝取，避免腋窩滯留多餘水分，以防手臂內側或腋下後方有水腫贅肉的產生。

2‧避免飲用大量冰涼飲品。這是保養上一個很重要的環節，吃太多冰冷的食物會影響腹部循環代謝，抑制了腹部脂肪的消耗。

3‧保持大便的通暢，每天按時如廁，為此，可以選用像香蕉、地瓜、芝麻、粗糧這樣的食物。

此外，練習芭蕾舞在服裝上也有些要求。

1‧服裝

對舞蹈者來說，舞衣絕不僅僅是為了漂亮，它們當中每一件都有其切實的作用，最基本的要求，是要具有保護作用。緊身衣和緊身褲襪是舞蹈者最常用的基本練習服，棉和萊卡的結合會同時保有穿著的舒適和足夠的彈力。而蓬鬆的紗裙和華麗

瘦身大拼圖，拼出最適合妳的！王道減肥法！

的絲緞則更多是出現在舞臺上。

2·髮型

髮型也是舞蹈服飾的一部分。許多跳芭蕾的女生們愛把他們半長的頭髮在腦後挽成一個髻，這樣脖子和頭部的線條就顯得更清晰，既美麗又有助於老師糾正動作。

3·鞋

鞋是最重要的。在練足尖前，用柔軟的薄皮革或帆布製成的芭蕾軟鞋是跳芭蕾所必備的。腳尖舞鞋用以支撐女演員長久的站立和腳尖行走、跑和跳。腳尖舞鞋是在普通舞鞋的鞋尖部分增墊棉花、松香或輕質水楦，並在鞋尖上用線縫衲多次而成。一般有粉色、紅色和黑色可供挑選，鞋子須以較緊的包住腳為宜。趾套，則是在練足尖時用。

踢毽子：鍛煉你的雙腿

踢毽子，是一項時尚的群眾性體育活動。踢毽子，妙在隨意。面對不同角度飛旋而至的毽子，高手可隨心所欲的施以踢、挑、勾、鑽、磕乃至頭頂之能事。倒踢紫金冠、鴛鴦腿、凌空飛射等武術、舞蹈、體操、足球中的動作技巧在此間均可出神入化、天衣無縫的融合於一體，把一個小小的毽子演繹得精彩紛呈，同時也能起到瘦身的功效。

踢毽者需要做到反應快、時間准、動作靈敏、協調。因此，踢毽子有利於提高人們的反應、靈敏和動作協調的能力。踢毽子運動主要鍛煉部位是下肢、腰部，透過鍛煉，不僅可使下肢肌肉、韌帶富有彈性，關節靈活，而且還能提高人的律動節奏感、全身協調性。此外還能大幅度的刺激大腦中樞神經的活動，尤其是腳部的控制能力及肺活量的提升，能使人感覺身心舒暢，活力十足。

鍛煉者可視自己的體能來確定運動量，鍛煉時消耗體力不大，但鍛煉效果卻與進行慢跑、游泳、騎自行車等相當。老年人和慢性病患者也可以參加踢毽子運動。經常適度踢毽子，對舒筋活血、益壽保健，有一定的功效。

踢踢毽子前最好做一些拉伸運動：

瘦身**大拼圖**，拼出最適合妳的 王道減肥法！

1・放鬆，屈膝，雙腳合十。拉伸腹股溝，保持該姿勢30秒鐘，讓重力產生拉伸作用。為了舒適起見，頭部可以枕一個小枕頭。

2・朝順時針和逆時針方向全面轉動腳踝，在轉動過程中，手稍稍提供阻力。這樣的轉動有助於輕柔的靈活腳踝韌帶的不適。每個方向重複10～20次。兩隻腳的腳踝都做這個動作。

進行踢毽子運動要注意的一些基本姿勢和鍛煉要求：

1・宜先進行柔韌性練習。身體的柔韌性能夠幫助學習者完成大幅度動作，還可防止運動損傷。在練習之前要做一般性準備活動，使身體發熱；動作幅度由小到大，速度由慢到快，注意身體疲勞時不宜做柔韌練習，以免受傷。

2・練習者可以採用左右開位站姿，方便自己能從靜止狀態快速轉向左右移動的狀態；也可以採用前後開位站姿，使自己能從靜止狀態快速轉向前後移動狀態。準備姿勢要注意後腳跟離地，身體重心要向前移，隨時保持靜中帶動的狀態。

3・踢毽子的步法移動有前上步、後撤步、滑步、交叉步、併步、跨步、轉體上步、跑動步等。只有熟悉各種步法的移動運用，動作才能更具主動性和靈活性。

4‧腳內側踢毽子時膝關節向外張，大腿向外轉動，稍有上擺，不要過大，髖和膝關節放鬆，小腿向上擺，踢毽時踝關節發力，腳放平，用內足弓部位踢毽子。腳外側踢球要稍側身，向體側甩踢小腿，勾腳尖，用腳外側踢毽子。用腳背踢毽子，一般用正腳背，要注意繃腳尖和抖動內腳踝發力擊毽子。動作要求不但要快，還要求有一定的准度。

5‧發力時意識集中，臀部肌肉首先收縮，再帶動大腿和小腿。為了便於掌握，可採用分組練習的方式。腳內側發毽子的時候要抬大腿帶小腿，用內足弓部位向前上方推踢；腳正背發球時要注意繃腳尖，用正腳背向前上方發力挑踢；腳外側發毽子時要注意稍側身站位，繃腳尖，用腳外側發力掃踢。

6‧基礎訓練熟練後，可以做一些技術訓練。練習時可以先進行原地練習，而後再在移動中練習，並從單人自己練習過渡到多人的配合練習，隨著熟練程度的提高，練習者可以逐漸在起毽子的速度、弧度和落點上加大變化和難度。

7‧觸毽子可以分為大腿觸踢毽子，腹部觸踢毽子，胸部觸踢毽子，頭部觸踢毽子。都要注意將腿部、胸部或頭部稍微向前去主動迎接毽子，並控制毽子落在自己的前方，然後用腳將毽子踢出。

瘦身大拼圖，拼出最適合妳的！王道減肥法！

踢毽子雖然可以讓身體更健康，但是如果不加注意，則反而會讓身體產生不適，甚至造成運動傷害。踢毽子運動對身體關節的靈活性要求較高，運動前務必需要伸拉關節、活動筋骨、做一些熱身運動，目的是減少肌肉、韌帶拉傷的機率。

踢毽子彈跳的機會較多，如果在飽餐後運動，易造成腸胃的不舒服，因此飯後最好休息1小時左右，再踢毽子。為了防止腿部僵硬或抽筋的現象，不可過度練習，同一動作也不要練習太久。練習時踝關節要用力站穩，避免因動作幅度過大損傷踝關節。鍛煉時應選擇地面平坦的場地，以免腳踝及膝蓋扭傷。

保齡球，幫助你燃燒更多脂肪

　　想運動減肥，但不又想在戶外運動？打保齡球吧！保齡球可以很多人一起參與，比賽起來十分有意思。並且，這項室內運動能幫助你燃燒更多熱量！保齡球的投球動作，是利用球本身的重量加以運轉，而達到適度的全身運動。所以在彌補平日運動不足上，具有非常大的效果。據估計，打三局保齡球所消耗的熱量，大約是500卡路里。

打保齡球前做一些拉伸熱身運動能更好的幫助脂肪的燃燒：

　　1·雙膝旋轉。雙膝併攏，微彎曲，手扶膝蓋，原地旋轉膝蓋。這個動作可柔軟膝部筋骨，幫助助走。

　　2·扭腰。雙手向前伸，雙腳微張，雙手帶動上半身，盡可能地向左右兩邊扭轉，腰部不可動。這個動作可增加腰、腹部的力量。

　　3·手臂大旋轉。左手叉腰，以右肩為圓心，向前旋轉右臂，再向後旋轉。然後，相反方向做同樣動作。

瘦身大拼圖，拼出最適合妳的！王道減肥法！

4‧弓箭步。右手屈膝使大腿與小腿呈90度，左腿向後伸直，腳掌不可離地。然後，相反方向做同樣的動作。這個動作能鬆弛腿部筋骨，增加膝蓋的靈活性。

5‧反彈手指。右手伸直，手心朝外，左手將每根右手手指往後扳。然後，相反方向做同樣的動作。這個動作能增加手指的彈性與力道。

6‧拉腳筋。蹲下，左膝彎曲，腳掌貼地，右腿往外伸直。然後，相反方向做同樣的動作。這個動作能放鬆腿部筋骨，增加彈力。

打保齡球的注意事項：保齡球是一項人人皆宜的球類項目，它趣味性極強，從事這項運動時，應注意以下幾點：

1‧要注意循序漸進，第一次玩時，很可能摸不著門路，不要著急，一次次練習，技術就會逐漸提高。

2‧打球時，要注意協調性，啟動時，可走3～6步，每個人可根據自己的習慣協調步伐，擲球時，手臂要順勢把球擲出。

3‧要選擇合適重量的球，初學者要從較輕的球開始練，等力量增強後，再慢慢增加球的重量。

打羽毛球，打造好身材

　　長期練習羽毛球的人都會有這種感受：透過經常觀察對手揮拍情況和高速飛行中的球，有經驗的運動員能像武林高手一樣，在對手擊球的一瞬間便看清楚球拍翻轉變化的微小動作。其實，讓人練得「眼明手快」的原因很簡單：因為運動中的羽毛球速度很快（據統計，一名優秀運動員的擊球速度能達到每小時350公里），這就需要對方球員的眼睛緊緊追尋高速飛行的球體，眼部睫狀肌不斷收縮和放鬆，大大促進了眼球組織的血液供應，從而改善了睫狀肌功能，長期鍛煉就能提高人的視覺靈敏度和眼睛的反應能力。對於一般愛好者，尤其是中老年人和過度使用眼睛的人來說，如果能持續練習，視覺敏感度將會明顯提高。

　　另外，運動中鍛煉者需要運用手腕和手臂的力量握拍和揮拍，還要充分活動踝關節、膝關節、胯關節等部位，做出滑步、蹬步和弓箭步等各種步態，所以對於全身肌肉和關節的鍛煉也是很充分的。在撿球、接球的過程中，不斷彎腰、抬頭等動作，使腰部、腹部的肌肉也能得到充分鍛煉。

　　美國大學運動醫學會（ACSM）提出，要達到全身減肥的目的，每天應該做30分鐘以上，每分鐘心率為120～160次的中低強度有氧代謝運動。對於一般羽毛球愛好者來說，這恰恰相當

瘦身**大拼圖**，拼出最適合你的！王道減肥法！

於一場低強度單打比賽的運動量。

打羽毛球瘦身的好處

1、羽毛球運動可增加能量（能量食品）消耗

羽毛球運動的總能耗與持續時間有重要關係。人體在運動中消耗的能量，可為靜坐的幾倍到幾十倍。有研究表明，長期規律的運動，可提高安靜狀態下的基礎代謝率。所以，在你選擇了打羽毛球後，就要堅持隔日進行一小時以上的鍛煉。

2、羽毛球運動可促進脂肪分解，減少其合成

脂肪是主要氧化供能物質，因此長時間在有氧情況下進行羽毛球運動，消耗脂肪自然不在話下。另外，運動還會使胰島素分泌減少，從而抑制體內脂肪的合成。因為最低體脂量應與良好的健康（健康食品）相協調，所以在進行羽毛球運動時，球友們一定要注意對自己運動強度和時間的控制。

3、羽毛球運動可以減少體脂，改善身體成分組成

長期進行羽毛球項目的鍛煉，尤其是中小強度的運動量，可使人的瘦體重（瘦體重=體重-脂肪重量）增加，優秀運動員的體脂低於常人即可證明這一點。

在進行羽毛球運動之前，最好先做幾分鐘的拉伸熱身活動：

1·拉伸練習總則：

（1）拉伸練習的順序始終是：放鬆→拉長→用力→拉長。

（2）拉長必須做到可能的最大幅度，但絕對不要產生疼痛。

（3）拉長或者伸展的姿勢必須保持大約20秒鐘的時間。

（4）第一個10秒鐘，慢慢拉長；第二個10秒鐘，在原有幅度上再稍稍拉長。

2·拉伸大腿前面肌群：

面對牆壁站立，左手扶牆，右腿彎曲，右腳跟碰到臀部，右手扳住右腳尖，用力向後扳，以拉伸右大腿肌肉。然後換左腿練習。

3·拉伸小腿肌群和跟腱：

面對牆壁站立，雙手扶牆，左腿彎曲，右腿用力向後蹬伸，右腳跟不離地，右腿保持伸直狀態，膝蓋不能彎曲，用力後蹬，體會小腿的緊張和跟腱的拉伸。然後換腿練習。

4·拉伸背部肌群：

平躺在地面，雙腿蜷曲到胸前，雙手抱腿使身體蜷縮成一團，頭抬起，下頜貼緊膝蓋，用力蜷縮身體以拉伸背部肌肉。

5·拉伸肩帶和上臂肌群：

這個動作可以只做一邊，即擊球手一側。以右手擊球為

瘦身大拼圖，拼出最適合妳的！王道減肥法！

例，右肘抬起到最高點，右手背到背後到極限點，左手扳住右肘以並緩慢用力扳動，到極限後保持10～20秒鐘。這個動作非常重要，在打球前做幾次，可以活動開肩膀和上臂，確保打球時不易受傷。長期堅持，可以增加揮拍的幅度和頻率。

6·拉伸大腿後面肌群：

兩腿分開到最大限度，兩腿伸直，膝蓋不能彎曲，上體貼向左腿，右腿保持原位不動，腳跟不能離地，體會大腿後部肌肉拉伸的感覺。換腿練習。

7·拉伸大腿內側肌群：

兩腿分開到最大限度，兩手放在兩腿上，緩慢用力下壓，體會大腿內側肌肉緊張的感覺。

8·拉伸軀幹側面肌群：

兩腳開立約與肩同寬，雙手向上伸直，上半身向一側彎曲，保持上半身與雙腿在一個平面上，用力彎曲，體會肋部肌肉拉伸的感覺。換一側繼續拉伸。

9·拉長肩帶和胸部肌群：

以右手擊球為例，身體右側朝牆，側對牆壁站立，右手扶牆，右臂伸直並與身體處於同一平面上，右手用力推牆並保持右臂伸直，體會肩帶下側和胸部肌肉被拉伸的感覺。

伸展優美身姿，常打網球

大家對於網球並不陌生。與跳繩等運動項目相比，網球算是一項運動量較大的運動，其健身的作用自然不言而喻。但是，網球的運動強度通常會超出一般人的承受能力，尤其是對於女性而言，更是如此。其實，網球也可以作為一項較為舒緩的室外運動，有伸展優美身姿的作用。

網球的場地一般有草地、硬地、人造草地、軟性場地、合成塑膠場、網球地毯等。網球的器材主要就是球拍和球。球拍根據其材料的性質可分為高強度球拍和相對來說的軟質球拍。球拍上主要的構造就是拍弦、減震器、吸汗帶，拍弦的材料、質地基本上有昂貴的羊腸弦、尼龍弦及合成纖維弦；減震器的安裝要視個人手感的喜好而定，橫豎弦交錯的地方是不可以安裝減振器的；吸汗帶可以防止因手汗過多而造成的握拍打滑現象，也可以在拍柄較細的情況下起到增粗拍柄的作用。網球，初學者最好選擇軟一些，彈性弱一些或專門用於練習的稍大於標準的球，水準提高到一定程度後用標準球練習為佳。此外還有與運動相關的網球鞋、襪，網球鞋要能耐得住摩擦，轉彎等動作造成的傷害；網球襪只要吸汗、舒適就可以。

網球比賽中的單位由小到大依次是分、局、盤。一般來講，先勝六局者為勝一盤。如果局數是五比五平，一方必須連

瘦身大拼圖，拼出最適合妳的！王道減肥法！

勝兩局才能結束這一盤;如果局數六比六時,再打一局決勝負,在這一局中,先贏得七分者為勝。相比較而言,長盤制就要求一方必須贏對方兩局才算贏得該盤比賽勝利。

　　網球運動可以活躍思維,提高反應能力。一個頭腦靈活的球手會針對不同對手,甚至同一對手在不同階段所表現出的技術特點,調整策略、克敵制勝,運動強度大進而鍛煉肌耐力。

　　女性朋友也可以進行網球運動,以一種較為平緩的方式進行即可。不必強調誰輸誰贏,主要目的就是健身。這樣才能在一種舒緩的狀態下達到既不傷害身體,又能鍛煉出優美身姿的目標。

擲飛鏢，輕輕鬆鬆瘦胳膊

飛鏢運動起源於英國，距今已有150年的歷史，在歐美及澳洲廣為流行。飛鏢運動不需要專門的場地、設施，趣味性強，男女老少人人都可以參與，時間可長可短。既可用於比賽，又可作為工作、學習之餘的消遣。

擲飛鏢時身體必需放鬆、挺胸抬頭收腹，主要靠腕、肘、關節的運動完成擊發動作，對於瘦手臂是一種良好的鍛煉。特別是久坐不動的人群，鍛煉效果更為顯著。擲飛鏢時需要全神貫注盯著鏢盤，有助於提高視覺肌的強度，還有緩解眼部疲勞、保護視力的功效，並且還可提高大腦的平衡和協調能力，活躍腦細胞，減緩大腦退化。

在強調技術細節的飛鏢運動中，練習者會慢慢學會排除外界干擾和壓力，將飛鏢運動視為一個挑戰自我、戰勝自我的過程，因此，心理耐受力和抗干擾能力都會增強。

擲飛鏢前後的拉伸熱身方法也是減肥的小絕招：

1・站立，膝蓋微微彎曲，右手肘彎曲，手臂置於腦後，同時用左手握住右手肘。此時，向後移動頭部，頭後部靠著右臂，直到產生輕微的拉伸感。這個動作可以拉伸腋窩部位和肩

膀。保持這個姿勢10～15秒鐘。相反方向做同樣動作。

2．左手置於腦後，盡力向下伸展。如果可以的話，抓住伸上來的右手（右手手心朝外）。如果你的兩手無法握在一起，試著做一做下面的這些動作。

3．將十指交叉置於身後，將背後的兩隻手臂向上舉，直到手臂、肩膀或者胸部產生拉伸感。保持輕鬆拉伸5～10秒鐘。當你發現自己雙肩下垂、無精打采時，做這個動作是十分有用的。練習時，保持胸部外挺，下頜內收。

擲飛鏢要注意的一些基本姿勢和鍛煉要求：

1．投擲飛鏢要做到手腦合一。全部動作要用力均勻、自然、連貫、流暢、完整、到位，一氣呵成、不能在中間加力或停頓。掌握恰當的出鏢時機，不宜過早或過晚。要特別留意手部、手腕和手臂的感覺，每次感覺盡可能相同，才能固定投擲姿勢、穩定技術動作、提高三鏢投擲的一致性和命中率。

2．握鏢時把飛鏢放在掌沿上，找出它的重心。再把拇指放到重心後面一點點，最後用其餘手指抓住它。需要注意的是握鏢時一定要使鏢尖略朝上，手指肌肉不要過於緊張。在釋放飛鏢時手指的協調動作，是握鏢的關鍵點。練習時必須維持在

釋放的最後一刻不會有手指觸到飛鏢，否則會影響它的飛行方向。

3．擲鏢時的基本姿勢可分為三種。一種是腳尖向前，要求身體直立，雙腳靠攏，腳尖與投擲線成直角；另一種腳尖平行或成直角，這是最普通的姿勢，兩腳腳尖面向投擲線；第三種是一腳在前，這種方法最適合初學者，站立時右腳在前，以自己站的舒適為最終原則。擲鏢時上臂不動，以肘關節為發力點，在投鏢瞬間手部動作保持平直，出鏢後自然下垂。

4．初學者連續投擲飛鏢時要注意控制節奏。動作過疾、過緩、長時間的停頓（如長時間瞄準）或身體姿勢變化，都會影響投擲感覺的掌握，使三鏢的動作不一致、落點發生較大變化。

5．為了增加練習的興趣，可以採用比賽的形式練習擲飛鏢，並遵循一定的計分規則。

相比其他運動，擲飛鏢危險性並不大，但如果沒有足夠的安全意識，也可能發生意外。飛鏢的鏢尖非常尖銳，拿取時要注意安全，以免割傷、劃傷。如果飛鏢落在地上，應先拿走飛鏢盤上的鏢，再去撿拾地上的鏢，以免拾鏢時，盤上的飛鏢落下造成危險。有時飛鏢正打在鋼絲上，會彈回很遠，在其落地

瘦身大拼圖，拼出最適合妳的！王道減肥法！

前要小心閃避，絕不能用手去接不能把飛鏢盤掛在門背後、通道或其他有人經過的地方。如果一定要掛在門後，玩飛鏢之前一定要反鎖好門鎖，以免誤傷他人。

不要用過輕的飛鏢練習，否則投擲時需要用較大的力氣，容易造成肌肉拉傷。另外，飛鏢運動消耗體力不大，但訓練不能過度，否則也會對身體造成損害。每次練習擲飛鏢，應以半小時到1小時為宜。

壁球，女性健身的時尚新寵

壁球、網球和高爾夫球號稱是世界三大紳士運動。其實，這三項運動不僅是紳士運動，也是「淑女運動」。女性也很適合以這三項運動來進行健身。其實壁球就是非常適合女性的紳士運動。

壁球是一項具有百年歷史的運動，它高雅、娛樂性強，在歐洲及東南亞地區相當普及。壁球起源於19世紀初的英國監獄，是囚犯打發時間的方式促使其產生的。當時，在押的囚犯非常無聊，沒有娛樂活動，便三五成群面對牆壁，揮拍取樂。這一行為被一位英國貴族偶然發現了，覺得它趣味無窮，就在英國上流社會大力推廣，並經過改進後使其成為一項優雅的「紳士運動」。經過多年的發展，目前全世界壁球愛好者已達5000萬人之多。

壁球主要運用的器具也是球拍和壁球。壁球拍與網球拍形狀差不多，只是比網球拍稍小、稍輕，材料同樣有鋁合金或更高級的碳素杆。壁球則是由黑色橡膠製成，比乒乓球還要小一些，直徑40公分，分為慢速球、中速球及快速球，分別用黃色、紅色和藍色的小點表示。

壁球的打法對技巧的要求很高，可以說是一項耗智力的運動。壁球主要有兩種打法：一是在同一個場地上進行對打；二

瘦身大拼圖 拼出最適合妳的！王道減肥法！

是對著牆壁，利用牆的反彈自己接自己打出的球。它不同於其他球類運動，多數用拍子擊打的球類運動都是在中間用網隔開的場地上進行的，而壁球運動則沒有中間的網。由於打出去的球碰到前牆或側牆後方向會產生多種變化，這時打球的人就必須在較短的時間裡，利用快速的反應及靈敏的身手，把球接起來。這對於身材較小、反應靈活的亞洲人來說是比較適合的。

　　壁球的球拍和球相對來說都是比較輕巧的，比較適合女性使用。再者，一個人也可以打壁球，可以在室內進行，這些都為女性朋友選擇壁球作為健身方式產生了無法抗拒的誘惑。

划船，拉伸性感的背部線條

划船運動最主要的作用是鍛煉背部伸肌，不但能夠增加肌肉的力量和耐力，而且還可有效的改善肌肉和背部筋膜組織的生理活性。同時能讓脊背在體前屈和體後伸當中有更大的活動範圍，使脊柱的各個關節得到鍛煉。

在划船運動中，參與肌肉多、耗氧量加大，因而呼吸和血液循環加快，從而對提高人體生理功能有很大的益處，從中醫角度看，划船運動還可直接刺激心、肺、肝、膽、胃、脾、腎等穴位，對傷病的恢復、治癒都有十分積極的作用。

划船器是為了鍛煉人體各部位的肌肉而設計的，使用划船器能夠起到全身性的鍛煉效果。在將腿不斷伸直和彎曲的過程中，可以幫助減掉腹部的贅肉；在用手臂不斷推拉把手的過程中，還可以減掉臀部多餘的脂肪。因此透過划船運動能起到較好的減肥效果。

划船的具體瘦身方法如下：

1．面朝下，將兩腿彎曲，兩隻手向前伸展，接著，兩臂筆直向後拉，同時手掌輕輕下壓。

2．仰臥躺好，十指交叉後放在腦後，大約與兩耳齊平。緩慢抬高頸部，直到頸後有輕微的拉伸感。保持這個動作3～5秒鐘。然後，緩慢恢復到初始狀態。

3．十指交叉後抱於腦後，肩胛部盡力向中間擠壓，使上背部肌肉略微感到緊張。（做此動作時，胸部也要朝上運動。）將這個姿勢保持4～5秒，接著慢慢放鬆，再輕輕的將頭部向前上方拉伸。

4．仰臥躺好，將左腿向胸部方向盡力拉伸，並伸直另一條腿。儘量讓頭後部一直貼在地面，但注意適當的力度，不要過於用力。將這個姿勢保持30秒鐘。兩側都重複做相同的動作。

5．用左腿壓右腿，右腿沿著豎直方向拉動，以收縮髖部肌肉。持續收縮5秒鐘，然後自然放鬆。

6．兩臂伸展，舉過頭頂，將兩條腿伸直。以自己身體舒適為限，盡可能的將兩臂和兩腿朝相反的方向拉伸。保持5秒鐘，然後放鬆。

7．雙腳合十，兩手分別握住兩腳的腳趾。輕輕的由髖部開始向前彎曲身體，直到腹股溝部位產生舒適的拉伸感。同時，後背有同樣的拉伸感。將這個姿勢保持20秒鐘。

8．坐在地上後，彎曲左腿，伸直右腿，左腳跨過右腿放在右腿膝蓋外側。然後將右手手肘彎曲，並放置於左大腿外側、膝蓋上方。讓肘部對對左腿內側的壓力保持平穩，以此來確保左腿的穩定。

9．後腳的前腳掌撐地，後面一條腿的膝蓋離開地面，要讓這條腿盡可能地伸直。將這個動作保持5～15秒鐘。

10．選擇一處堅實的支撐物，雙腿一前一後站立。抬起手臂，將前臂靠在支撐物上，額頭枕於手上。彎曲前面的一條腿，前腳指向正前方，伸直後面一條腿，將髖部緩慢前移，腰部保持平直。拉伸時，後面一隻腳的腳跟不能離開地面，腳尖要指向正前方，或者稍稍偏於內側。做動作不要太快。保持輕鬆拉伸10～15秒鐘。然後交換雙腿的前後位置，再重複做同樣的練習。

11．站立時，略微彎曲雙膝，將手掌放在腰部靠近髖部的部位，雙手的指尖向下。用手掌輕輕往前推腰部肌肉，讓腰部盡可能的舒展。將此姿勢保持10秒鐘。重複2次。

12．起始時是站立狀態，略微彎曲雙腿的膝蓋。彎曲右手肘部，將兩手臂放在腦後。同時用左手握住右手肘。然後將頭部向後移動，讓頭部盡可能的靠近右臂，直到產生輕微的拉伸

感。將這個姿勢保持10～15秒鐘。兩側重複做同樣的動作。

進行划船運動要注意的一些基本姿勢和注意事項：

1·要有充足的熱身和伸展練習，為運動提供肌肉儲備，幫助它們在運動的時候發揮最大的效用。

2·划船的動作循環轉變依序分為入水、拉槳、出水以及回槳等四階段。練習時，要注意動作的連貫性，每一個蹬伸動作不要出現停頓，一定要做到位。如果幅度過小，參與運動的肌肉就得不到充分伸展或收縮，難以實現鍛煉的最佳效果。

3·使用划船器的方法是坐在座椅上時，用手拉動把手使座椅在軌道上滑動從而達到鍛煉的目的。練習時，坐在座椅上，雙臂彎曲向後拉動把手，兩條腿也要彎曲，從而使座椅在軌道上滑動。當座椅不能再向前移動的時候，兩手再將拉手向前推，兩條腿也恢復到伸直的狀態，座椅也會隨著向後移動。握柄務必保持鬆弛，太緊容易使雙手和前臂疲乏。而划槳時，雙臂、肩膀以及雙腿出力，背部則不可用力。

4·划槳動作力求流暢，身體全部向前傾斜時，膝蓋和腿的上部應該抵在胸前，腿的下部應該與地面成直角，手臂保持筆直。此時，開始伸腿向外推，同時上身也從臀部向後拉，增加

拉力。此時腿應該釋放出大部分力量。腿部仍保持緊張狀態，上身繼續向後拉，手臂一直保持筆直。只有當腿全部伸展，上身向後拉時，才能彎曲手臂，再次重覆的拉船把手。

5‧划船器的使用需要上肢、下肢的動作協調一致才能夠完成。划船器的拉把上面有控制阻力的旋鈕，練習者在開始做的時候，可以將器械上面的阻力調得小一些，等身體各部分協調得比較好以後，再加大阻力。

6‧除了正常使用划船器，還可以在原方法上加以改變，進行別的運動項目鍛煉。如可以將划船器上的座椅拆下來，然後仰臥在划船器上面，將腿和手臂都彎曲，用手握住把手，用力向上推，直至伸直為止，這樣做可以加強手臂肌肉的鍛煉。

每次划船時，力度要安排為小、中、大、小的順序。要經常改變不同的划行方式，並記錄自身的感受，以制定適合自身特點的運動計畫。划船前3～5分鐘要進行例行性暖身運動，這樣可確保腰背部充分活動，而不會受傷。划船中注意施力要領，防止後仰跌倒。

瘦身大拼圖，拼出最適合妳的 王道減肥法！

射箭，在靜止中享「瘦」

　　射箭是用弓把箭射出並射中預定目標，打在靶上的技藝。射箭運動是鍛鍊身體的一項有效方式。經常科學的從事射箭運動，可以促進人體產生良好的變化，對於工作和學習都會起到積極的推動作用。

　　由於射箭技術是由若干個動作有機結合而成，從練習者舉弓到最後將箭射出所用的時間只有幾秒或者十幾秒。因此，經常從事射箭運動可提高練習者的動作速度、反應速度和週期運動中的位移速度。不僅能增強手臂、腰部、腿部的力量，而且可發達胸、背肌肉，使肌纖維變粗，肌肉的體積增大，力量增強。還可以促進運動器官的發展，新陳代謝加強，使骨骼的血液供應得到改善，骨骼變得更加粗壯堅固，同時提高了骨骼的抗阻和支撐能力，使骨骼結構和性能得到增強。

　　在射箭的瞄準和撒放過程中，為保持弓身的穩定和靜止的狀態，練習者會逐漸控制呼吸的頻率和深度。這對呼吸器官的技能發展有良好的作用，既能使肺活量增加，胸廓的活動範圍增大。又能使呼吸深而慢，使呼吸器官有較多的時間休息，不易疲勞，也不會因輕度運動而氣喘，從而顯著提高呼吸系統機能。

　　練習射箭能夠提高人的注意力，使人的注意力更加集中，

還可以增強神經系統的功能，對工作和學習都能起到積極的作用。

練習射箭前可以做一些拉伸運動，具體拉伸方法如下：

1 · 拉伸上臂和胸部肌肉：

　　雙手手指相扣，手掌朝外，伸展胳膊到頭頂，保持手指相扣。向上伸展，保持10秒鐘。

2 · 拉伸背部肌肉：

　　雙臂在胸前交叉，將雙手放到肩膀上。慢慢向背的中心伸展雙手，能伸多遠就伸多遠，保持10秒鐘。

3 · 拉伸胸部、肩膀和下臂的肌肉：

　　一個胳膊向上並彎到背部，另一隻手從下面繞過伸向後背。兩手相扣，保持10秒鐘，然後換胳膊和方向，再保持10秒鐘。做這個操時要保持背部挺直。

4 · 拉伸肩膀和背部肌肉：

　　雙手相扣，伸展胳膊，慢慢的盡力向右轉，然後保持10秒鐘。然後再慢慢的向左轉，再保持10秒鐘。

5 · 拉伸脖子和上肩部肌肉：

瘦身大拼圖，拼出最適合妳的！王道減肥法！

自然站姿，兩臂自然的放在身體兩側，向脖子的方向聳肩膀，越高越好，然後向前移肩膀，再向後移。做大概10秒鐘。

6·拉伸背部和肩部肌肉：

用一節橡皮筋或橡膠管，抓住兩端，抬高胳膊與肩同高，然後張開並伸直雙臂，向後拉動，使肩胛靠近。保持10秒鐘，重複做6次。

7·拉伸肩膀肌肉：

用一節橡皮筋或橡膠管，抓住兩端，抬起一個胳膊到頭頂，另一個與肩同高。向下拉並保持10秒鐘。重複做6次。交換雙臂位置然後再重複動作。

8·拉伸胸部和肩部肌肉：

用一節橡皮筋或橡膠管，抓住兩端，繞過背後。保持胳膊與肩齊平，然後向前拉動橡皮筋，保持10秒鐘。重複做6次。

9·拉伸射箭肌肉：

用一節橡皮筋或橡膠管，綁成一個環，然後拉動橡皮筋模仿射箭的動作，保持10秒鐘。重複做6次。然後換手繼續做，這樣做是為了平衡肌肉發展。

練習射箭要注意的一些基本姿勢和注意事項：

1．初學者要學會審靶，進入訓練或比賽場地後，先觀察好自己所射的靶位，以及場地上的情況和周圍的環境，並針對光線和風向等客觀因素可能帶來的影響作好心理準備。站在起射線上，左肩對標靶位，左手持弓，兩腳開立與肩同寬，身體的重量均勻的落在雙腳上，並且身體微向前傾。

2．站姿可以採取側立式、暴露式、隱蔽式三種。其中側立式採用人體的基本站立姿勢，比較自然，能確保內臟器官的正常機能活動，不易對軀幹產生過分的屈曲和扭轉，初學者和女運動員採用此種站立姿勢比較合適。練習者可根據自己的不同情況採用不同的站立方法，但應有自己的固定站立方法。

3．持弓的要求是弓要能在箭被釋放後自由移動，正確的持弓方法是拇指和食指形成V字形；左手持弓，在左臂內上箭，將箭杆放在箭臺上，並使箭羽與弓弦形成正確的角度，將箭向弓弦方向拉動，直到弓弦與箭凹緊緊「咬住」。

4．搭箭時可以將箭尾槽插入弓弦的箭扣部位，並將箭杆置於箭臺上，然後把箭杆壓入信號片下，然後再將箭杆置於箭臺上，最後將箭尾槽插入弓弦的箭扣處。

推弓要求弓把與手的接觸面應儘量小，手指屈肌不要參與工作，並做到最大限度的放鬆。推弓的動作直接影響箭射出的方向，因而在平時的訓練中不僅要合理，而且要認真，以確保

瘦身大拼圖 拼出最適合妳的，王道減肥法！

推弓動作的高度一致性。

5‧勾弦動作由食指、中指、無名指完成。為防止其干擾，大拇指應自然彎曲指向掌心，小拇指可自然彎曲或自然伸直靠在無名指上。手腕要放鬆，並和手背連成一條直線。

6‧做好推弓和勾弦動作後，頭部自然轉向靶面。轉頭後眼睛應向箭靶自然平視，頸部肌肉要自然放鬆，否則會對背部和肩帶肌肉用力產生不良影響。

7‧開弓時以左肩推右肩拉的力將弓拉開，並繼續拉至右手「虎口」靠近下額，同時將眼、準星和靶上的瞄點連成一線。待開弓、瞄準後右肩繼續加力同時扣弦的右手三指迅速張開，箭即射出。

射箭要注意到放箭的節奏，若節奏改變，表示動作已經改變。拉弦時不可使出全身之力，應只讓兩手用力擴張，肩膀的肌肉必須放鬆，吸氣後，輕輕的將氣往下壓，使得腹部繃緊，再引弓射箭，呼氣要儘量的慢而穩，而且要一口氣完全呼完。

初學者練習時要有足夠的耐心，箭中靶標必須有一定的經驗累積才可練成。在練習時每次要用固定的姿勢，相同的力道，可以在練習中不斷調整自己的姿勢，熟能生巧。

騎馬，修飾線條又養身

　　武則天是盛唐時期的女皇帝，傑出的政治家。她經歷了太宗、高宗、中宗、睿宗四代帝王，享年81歲。她之所以長壽，與她長期騎馬鍛煉及參禪修心有密切的關係。

　　武則天自幼身體強健，擅長馴馬。在當唐太宗的才人時，外國進貢一匹駿馬，性情暴烈，不能馴服。武則天走了過來，敏捷的躍上馬背，任憑那馬怎樣嘶鳴跳躍，她緊緊抓住韁繩，鎮定自若，最後那匹馬終於被馴服了，這使太宗驚歎不已。「才人」在宮中是專為皇帝后妃出遊準備車馬的，在太宗出去打獵或遊玩時，武則天總是騎馬護駕，前後照應，長期的馬上運動使她一直保持著健康的體魄和充沛的精力。

　　騎馬屬全身性有氧運動，經由馬體起伏的步伐，彈力足以帶動身體運動，且有助於肌肉組織伸展，加上身體必須從頭、頸、腰、腳踝呈一豎排線，腰背伸直挺胸後能夠優化腰酸背痛症狀或駝背不良姿勢。

　　騎馬時需要放鬆肌肉和心情，但要隨著馬的行進隨時保持在馬鞍上的平衡和接觸，因此下半身肌肉在尋找平衡點時會有持續性放鬆和收縮，也可促進血液循環、新陳代謝，加速脂肪的燃燒並且讓肌肉柔軟富有彈性，達到減肥塑身效果。

　　騎馬塑身最明顯的成效表現在腰腹、臀部及腿部，騎乘時

因腰背挺直，腹部肌肉自然收縮伸展，雙腿須輕貼住馬肚，腳掌前部踩住馬蹬，足跟往下自然垂放，如此能拉直腿部線條修飾腿型。曾有人每天騎馬40分鐘，3個月後成功瘦下15公斤，且全身線條非常均勻；若以1個月上完10堂課程的密集學習方式（平均每個禮拜最少要上2～3次），可以在短期內達到成效，不但迅速瘦身，也達到擁有健康身體及良好運動習慣的好處。

騎馬有很好的瘦身效果，為了保障運動的安全性，在騎馬前應該多些拉伸動作：

1·先將肩膀分別向耳朵的方向聳起，這時頸部和肩膀處會稍稍產生一些緊張感。將這個姿勢保持5秒鐘。然後放鬆，讓肩膀自然下垂。在做動作的同時，心中默念：「肩膀上升，肩膀下降。」

2·右肩向下移動，頭部向左略微傾斜，左耳朝向左肩。保持這個動作5秒鐘。然後換另一側重複做。

3·兩手都放在欄杆上，兩手之間的距離與肩同寬。上半身緩慢下移，同時略微彎曲雙膝。髖部保持在雙腳的正上方。

4·拉伸髖側部時，將右側髖部向身體內側微轉，以拉伸右側髖部的肌肉。將右側髖部向右，同時肩膀向髖部的相反方向

傾斜。這樣拉伸5～15秒鐘。兩側都做相同動作。

5‧站好後，慢慢向下蹲，兩腳緊貼地面，腳尖指向前方約15度角方向。兩腳跟要相隔一些距離。將這個拉伸動作維持10～15秒鐘。

6‧雙腿一前一後站好，將膝蓋略微彎曲，並讓髖部下移。做這個動作時，要讓背部始終保持平直，後面一隻腳的腳趾稍微向內，或者指向正前方，但不能讓腳後跟離開地面。將這個姿勢保持10秒鐘。

7‧兩腳分開站立，比肩稍寬一些，兩隻腳的腳尖指向正前方。略微彎曲右膝，將左髖向右膝方向下移。讓左大腿內側感到輕微的拉伸。將這個姿勢保持5～15秒鐘。換一側，做同樣的動作。

馬是動物，牠也有自己的脾氣和個性。所以，在騎馬的時候，要多注意一些禁忌：

1‧當你第一次與馬接近時要小心謹慎，千萬不要站在馬的後方和側後方，以免被誤傷。

2‧在騎馬前要做一些防護工作，小腿肚，大腿內側和臀部

是首次騎馬時，最容易被摩擦受傷的部位。可以透過配置合身的馬靴和馬褲來避免。

3．不要在馬背上脫換衣服，騎馬的過程，實際上是個交流協調的過程。在牠已經接受你之後，你改變衣服，尤其是色彩反差大的衣服，會讓馬匹容易受驚，會有危險。

4．上馬前一定要檢查肚帶是否繫緊，繫緊後才能上馬，肚帶不繫緊容易轉鞍，這是最危險的。騎行中每隔一段時間也要檢查一下肚帶的鬆緊程度。

5．上馬時腳尖內蹬，下馬時先左腳腳尖內蹬，然後鬆開右腳，然後下馬。上下馬腳尖內蹬很重要，一旦馬受驚或拒乘而跑開，人至多摔一跤，如果全腳套在蹬內，就會拖蹬，這是非常危險的。

6．正確的騎馬姿勢：走時，用前半個腳掌踩蹬，上身直立坐穩馬鞍；爬山時，上坡身體前傾，下坡後傾。

運動不當引發的婦科病

適當的運動有利於提高女性身體免疫力、預防疾病，然而有些劇烈的運動不適合女性來做，如長時間超負荷運動，可能會導致某些婦科疾病。

1‧月經異常

對較大運動量的女性而言，其月經異常，經期不規律的現象比一般女性更為明顯。而且運動量越大，初潮年齡越晚。因為劇烈運動會抑制下丘腦功能，造成內分泌系統功能異常從而干擾了正常月經的形成和週期。

2‧外陰創傷

有些女性在運動中外陰部不慎與自行車橫檔、平衡木或其他硬物相撞，容易發生外陰血腫，嚴重者可傷及尿道、陰道，嚴重者還會影響到盆腔。

3‧卵巢破裂

劇烈運動、抓舉重物、腹部擠壓碰撞都可引起下腹部疼痛，導致卵巢破裂。其腹痛在休息後稍緩解，但再次運動後疼痛又會加劇，甚至遍及全腹。卵巢破裂一般發生在月經週期

瘦身大拼圖，拼出最適合妳的！王道減肥法！

10～18天。經採取有效措施後，出血少者一般可避免手術而保留卵巢。

4．卵巢扭轉

絕大多數的卵巢扭轉是由於生有囊腫的卵巢因體位突然改變而引起，如發現突然劇烈腹痛，牽扯至一側腰部，且伴有噁心的症狀，應及時治療，一般可切除囊腫並保留卵巢。

5．巧克力囊腫

經期劇烈運動有可能使月經血從子宮逆流入骨盆腔，隨經血內流的子宮內膜碎屑就可能種植在卵巢上，形成內含咖啡色液體的囊腫，俗稱「卵巢巧克力囊腫」。得了子巧克力囊腫的人還可能引發不孕。

6．子宮下垂

女性做超負荷運動，特別是舉重等訓練可使腹壓增加，不但會引起子宮暫時性下降，若長期超負荷運動，還會發生子宮脫垂。實驗證明，子宮位置正常的女性負重20公斤時，宮頸位置沒有明顯變化：負重40公斤時，子宮頸就有明顯的向下移位。

運動是為了身體的健康，而如果沒有達到這一目的反而對身體產生了不良的影響，那麼，這種運動就應該停止。女性的

健身運動與男性不同，對健康效果的要求更高。所以，女性運動一定要選擇適宜自己的方式方法和運動量，切忌盲目跟隨潮流，以免生病得不償失。

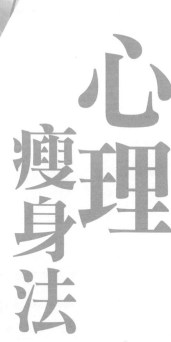

心理瘦身法：

控制大腦，讓瘦身成為現實

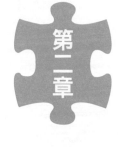

第二章

減肥就是打敗內心的小怪獸

　　很多時候減肥不成功，除了是因為所用的減肥方法不正確之外，還有一個重要的原因是減肥者自身缺乏夠足夠的信心。減肥者的心理情緒穩定與否往往是減肥能否順利進行的關鍵。很多肥胖者由最初的難為情，積極參加減肥，但總是沒有好的效果而最終放棄，甚至自暴自棄，不再為減肥做任何努力。因此減肥者需要調理好自己的心理和情緒，決不輕言放棄。不要將減肥看作是一件令人受約束的事情，越想約束越會想起美食的可口和減肥的苦澀艱辛。應當想到控制進食只是減肥的需要，多想想減肥後成功的喜悅。

　　減肥最重要的考驗就是你的心態，如果想長久地、健康的保持體形，你必須讓自己形成一種正確的生活習慣和正常的減肥預期。那種「五天不瘦十斤枉為人」的口號是很不健康的。

　　瘦身是我們長期的一種生活態度，在選擇瘦身之前，我們的首先要限定條件就是健康，隨之而來的美麗則是你的額外大獎。所以，給自己一個溫暖的環境，讓自己平靜且長久的開始自己的計畫，自己的生活壓力是刺激食欲和抑制消化的罪魁禍首，所以，你的首要任務是減壓，同時還應該選擇簡單方便的食物，以避免緊張的工作帶來額外的負擔和壓力。

　　最引起關注的就是在減肥的過程中遇到食欲來襲或從小形

瘦身大拼圖，拼出最適合妳的！王道減肥法！

成的一些飲食習慣，這個時候我們要想好辦法來應對：

合適的時間吃合適的食物

如果你總是抱怨怎麼還沒有到吃飯的時間，那麼我有一個很好的辦法，那就是每四個小時吃一次飯，省略早餐和午餐會使你饑餓、易躁，並使你難以控制情緒化飲食。怎樣矯正呢？就是在合適的時間吃合適的食物。多數人認為總熱量400卡的早飯是比較適宜的。包括蛋白質食物（像低脂肪或無脂牛奶、酸乳酪和乳酪等）、穀類（如麵包、麥片或其他高纖穀類）和水果。最好是計畫早飯4小時後吃午飯，再過4小時吃晚飯。

當食欲襲來時，如果你非要吃的話，提前想好吃什麼，像爆米花、無糖小餅乾都可以，還可以提前制訂一個可對付食欲來襲的活動表，可包括閱讀信件和報紙。在家時，縫縫扣子、擦擦皮鞋或栽種你喜愛的花。這樣都可以很好的趕走洶湧襲來的食欲。

控制你的飲食強迫症

有一種強迫症就是，必須把打開包裝的食物吃完。這大概就是一些女孩子爆肥的原因了。所以，先不要糾纏著瘦身、減肥了，先想辦法治療一下自己的情緒吧。一旦決定了你要什麼，要問清楚你自己需要多少，半塊糖還是一塊糖，大塊蛋糕還是小塊蛋糕？要把食量降低，或許降到嘗嘗味道即可的程度，這樣你就可以控制過度飲食了。如果你發現自己正在下意

2 **心理瘦身法：**
控制大腦，讓瘦身成為現實

識的找餅乾吃，停一會，問一問你自己這是不是你正想做的事情，是否還有別的你更想做，更能代替你吃東西的衝動。情緒引起的吃喝經常來也匆匆，去也匆匆，直到吃完了你才意識到你在幹什麼。所以在張口之前需要暫停一下。縱情吃喝的結果只能導致熱量的增加，認真考慮這種後果，然後依此制訂計畫。

其實，你可以透過接下來的一兩頓飯少吃一些或透過運動方式，消耗掉偶爾暴飲暴食所獲得的多餘熱量。例如：一塊巧克力含250卡熱量，要平衡這些熱量，你下頓飯需省掉豬肉或霜淇淋，還要多進行10分鐘的散步。如果你已經考慮到平衡熱量的麻煩，也許你就會發現多吃一塊糖果有多麼不值。

瘦身者不應該有的心態

在漫長的瘦身過程中，肥胖者一定要具備積極的心態，不然的話，不但自己心中受苦，還難以成功。若想使瘦身成果得到鞏固，實現美化形體的目的，必須消除以下十種不良心態，健康的減肥瘦身。

1.被動

有的肥胖者雖然也在持續瘦身，但心態往往是被動的，對醫生或藥物產生嚴重依賴，甚至連主動配合的心理狀態也喪失掉。這樣的人很難取得瘦身的勝利。

2.消沉

在瘦身的過程中，肥胖者會遭遇到種種挫折。有時候，肥胖者採取了很多常用方法，體重卻不見下降反而不斷增長，肥胖者就越來越消沉了。尤其是一些自制力較差的人，會因為看不到瘦身的希望而產生自責心理，甚至走上自暴自棄的道路。

3.自卑

有的肥胖者總認為別人對自己不懷好意，看到別人小聲說話時就疑心在議論他、鄙視他，所以特別自卑。這種心態對瘦

身極為不利。

4 · 貪吃

瘦身的大忌是無法抵抗美食的誘人之處。只有管住自己的嘴巴，才能讓身材越來越苗條。

5 · 惰性

很多肥胖者對運動不感興趣，以至不能很好的完成瘦身計畫，所以瘦身效果不佳。重度肥胖患者大多存在這種情況。

6 · 急迫

在瘦身過程中，很多肥胖者希望能迅速解決問題，早日達到目的。可是瘦身不是一日之功，瘦身效果未必那麼理想，而急於求成的肥胖者見目的難以達到，其積極性就一再的降低了。

舉例子來說，有肥胖者瘦身，開始幾天體重明顯下降，他非常高興。可當身體對此完全適應後，體重下降就變得不明顯了，這位肥胖者十分洩氣，竟以為自己瘦身失敗，自信心一下子跌到谷底。

7 · 一勞永逸

很多瘦身者希望自己瘦下來後體重永不反彈。可是，世上哪有盡遂人意之事！身體變瘦後出現一些反彈是很常見的，一點也不值得大驚小怪。要想體重不反彈，就要長期堅持健康的生

活方式與飲食習慣。

8・節食使局部瘦身

要想瘦身，可以控制熱量，也可以將節食與運動、按摩相結合。控制熱量的方法很難掌握得恰當，如果熱量控制得均衡當然沒問題但如果只是對熱量的攝取進行削減，那麼胸部會先瘦下去。要知道胸肌本來就很柔弱，不能受到大的傷害。

所以，只有採取節食與運動相結合的方法，才能既美化形體又使腹部變瘦。這樣的瘦身結果是最好的也是人們所企盼的。

9・過分追求苗條

很多女性多愛追求苗條，她們看到模特兒身材修長就心生羨慕，幻想著自己的身材也能像模特兒一樣。其實瘦削修長是一種美，豐滿壯碩又何嘗不是一種美呢？

女性愛美，實在沒有必要強求一致。但有些女性可不信這一套，雖然本身並不算胖，仍一心想要變得更瘦。

10・跟著廣告瘦身

許多瘦身者往往跟著廣告，亂用瘦身方法。只要能帶來一點兒希望的方法就抓住不放，有時還會去嘗試一些極端瘦身法。其實，瘦身方法絕不能夠胡亂採用，而是要經過深思熟慮加以選擇。

減肥前，應該認真確定減肥的目的

　　我們做任何事情都會有目標和目的。有很多人說自己在生活中設立的目標都慢慢的實現了，唯獨減肥卻總不見效果，總是沒有毅力。這到底是怎麼一回事呢？那我們應該先問問自己「你為什麼要減肥？」即：為了什麼目的減肥？在減肥之前，必須問問自己這個問題。一般情況下，如果減肥前不清楚減肥的目的，就容易重複所謂的「決心三日減肥法」。目的是一種原動力。如果啟動汽車，汽車會搖晃一次，但是只要不駕駛，汽車就一動也不動了。啟動汽車後，必須踩油門。減肥的衝動只能讓人激動一次，因此需要不斷的向前推進的力量，這種力量就是減肥目的。

　　大部分人決定減肥時，都是因為不滿意自己現在的狀態，而且對未來充滿不安。比如，擔心被男朋友甩掉，擔心找不到工作，擔心不能結婚。如果以不滿和不安為動機減肥，就很容易導致消極的結果。一旦體重下降到自己所要的體重，很可能興奮一會兒，但是只要體重不變，就會感到不安，而且猶豫、焦慮、神經質、煩惱等心態會阻礙人體內的氣流動，導致全身水腫，因此會再次為自己的樣子懊惱。

　　持續減肥失敗的人必須擺脫曾經走過的路，過去的思維不正確，因此必須改變減肥的動機。此時，不能以不滿和不安的

瘦身大拼圖，拼出最適合妳的！王道減肥法！

態度開始減肥，必須抱著希望和期待開始減肥。為了改變減肥的動機，我就給肥胖症患者發放特殊的生活記事本。該記事本的第一頁寫著「我的夢想，我的希望」。我讓病人寫出減肥成功後最想做的事情，引導她們想像「減肥後的美好人生」。

需要減肥人的希望五花八門。比如：想穿迷你裙和短袖、連身裙、網狀絲襪、緊身褲子、比基尼泳裝、穿「ss」尺碼的衣服等。另外，也有關於外表的希望。其實，肥胖的人最想恢復積極的工作態度，以及在人際關係中充滿自信心的樣子。當然，也不能忽視對幸福、健康人生的嚮往。

不管怎麼樣，積極的動機，即想像「減肥後的人生」，並期待早日實現目標，會成為燃燒肥胖人激情的動力。就像走路時想著目的地一樣，減肥的過程中，也應該勾畫出未來的樣子。

還有，必須堅信這種想像一定能變成真實。就像按照底圖拼裝貼圖一樣，必須設計出自己的藍圖。準備減肥的人就應該從現在開始閉上眼睛想像一下3個月、6個月或1年後減肥成功時的願望。不管是幼稚的願望，還是很高尚的想法，都應該認真的寫出自己的願望。然後把自己的願望粘貼在容易看得到的地方，不斷的鼓勵和提醒自己。

心態好了，減肥塑身才有效

　　減肥早已經不是什麼新鮮話題，很多肥胖者因為對自己的身材不滿意，所以積極參加減肥，但總是沒有好的效果，最終不得不放棄，甚至自暴自棄，不再為減肥做任何努力。那麼，為什麼同樣的減肥方法，不同的人會有不同的效果呢？

　　原來減肥者心理情緒穩定與否，是減肥能否順利進行的關鍵。那些減肥成功的人往往具有良好的情緒，而經常有不良情緒的肥胖者，減肥很難，甚至努力了半天，一點效果也沒有。

　　因此，要想減肥，就要先把自己的情緒調節好，不能受到一點挫折就放棄。要正確看待減肥，它可以使你更加健美，並提高你的生活愉快指數，能夠下決心減肥是件令人敬佩的事，能夠長期持續減肥更是偉大。減肥的方法有千萬種，但都需要極大的恒心和毅力，才能見效。為了讓自己的毅力永遠存在，不妨先做幾個心理訓練：

　　從減肥開始，可以每半月固定時間用固定的方式磅體重，每次小小的進步都會激勵你繼續下去，讓你感覺成功的喜悅，養成習慣，情緒穩定，也就可以把減肥計畫愉快的持續下去。

　　如果減肥效果不顯著，或者出現反彈趨勢，就會讓人失去減肥的信心。此時千萬不要急躁，要學會控制自己的情緒，只要加強運動，自覺的控制自己，進行心理調整，就一定會成

瘦身大拼圖，拼出最適合妳的 王道減肥法！

功。

　　如果把減肥看做是一件受約束的事，那乾脆就不要減了。
既然下定決心要減肥，就要多想想減肥後成功的喜悅。當你被
美食誘惑時，應當想到控制進食只是減肥的需要。此外，絕不
能半途而廢，剛有一點效果就自我放縱，必須將良好的生活習
慣保持下去，這樣才能保持好身材。

讓減肥的壓力煙消雲散

「人非草木，孰能無情。」人人都是情緒中人，喜怒哀樂豐富了人們的生活。那些心寬體胖的人士並非游離於世外的人，他們同樣擁有豐富的情感，過大的工作壓力、過於激烈的社會競爭、還有他們的體重讓他們表現得更憂鬱、更緊張、更焦慮……這些不良情緒，嚴重影響了他們的身體健康。只有走出這些不良情緒的困擾，減肥成功，才能順利的追求事業，才能締造美好的人生。

減肥人士在不知不覺中承受的壓力，要比普通人要略多。即便是穩步推進的減肥，也會讓人感到壓力。越是拼命減肥越是會產生壓力。這些壓力會導致腦內物質的變化，減少「幸福荷爾蒙」即血清素的量。

特別是對於嘗試短期減肥的人，壓力的作用會使腦內荷爾蒙產生激烈的變化，導致嚴重的反彈。反彈是減肥者在放棄減肥的瞬間沒有了目標意識產生的，但是減肥期間承受很大壓力的人還會面臨更嚴重的反彈。結果是，很多人進入了「不如不減肥」的狀態。

成功的處理好壓力，是減肥成功的關鍵。努力的減肥，是一種放鬆。能夠放鬆，就能繼續努力。運動員常常是為了調動全力而放鬆身心的。這就是靠放鬆來恢復血清素的「舒緩之

瘦身大拼圖，拼出最適合妳的！王道減肥法！

門」。

也就是說如果想努力減肥的話，你就要卸下壓力，同時保持良好的心情，用積極的態度面對壓力。也可以尋求一個溫和而有趣的愛好。一個健康的愛好可以轉換心理壓力，能平靜而舒適。尋求一個適合自己的愛好是處於過度壓力所必需的緩解劑。健康的愛好如慢跑、有氧運動、騎腳踏車、欣賞音樂或閱讀等，它必須是你喜歡做的，而且是你能做好、令你舒適、有規律且無競爭性的。

還要有一顆豁達的心，辨別一下你能控制和不能控制的事情，然後把兩類事情分開，歸為兩類，並列出清單。新的一天開始時，首先給自己約定：不管是工作中的還是生活中的事情，只要是自己不能控制的就由它去，不要過多的擔憂，給自己增添無謂的壓力。

此外，還要建立良好的人際關係。學會與他人交往，沒有什麼比與他人交往更能有效的治療和預防壓力的了。小孩子都知道而我們也不該忘記，我們都需要愛和歡笑。要知道何處是你的支持網，在何處可以得到聆聽、關愛和幫助。如果你找不到支持網，那麼你真該去結交些朋友了。

別讓情緒左右你的食譜

　　我們在日常生活中稍加留心就會發現——其實食欲與心情狀態密切相關。一個人在悲傷的時候，食欲會降低，茶不思，飯不想。相反，在生氣的時候，常常是明知肚子不餓，也要賭氣大吃一頓。總之，一個處於內心滿足狀態的人，是不會暴飲暴食的，他們的食欲會自動調整到一個正常的範圍內，體重也會因此變得適中。相反，內心空虛，沒有滿足感，或者得到什麼都不滿足，這種情緒所帶來的不愉快和煩躁，往往會讓我們的飲食變得無節制。

　　問題的關鍵，是我們一般很難意識到自己正處於空虛狀態，更無法有意識的掌控煩躁的情緒，頂多是覺得自己脾氣不好。在無意識的用「吃」來尋求心理的平衡。但不論怎樣，大量進食並不能充實內心的空虛，反而容易陷入暴飲暴食的惡性循環，最終演變為對過度進食的習慣性依賴。

　　所以，如果你把你的情緒化延伸到你的食譜中，是一件非常危險的事情。如果你只能透過吃東西才能發洩對那個一天之前還是你現任男友的前男友的恨的話，你已經是透過情緒來控制自己的飲食了。不是所有人都易受情緒化過量進食的影響。但對那些易受影響的人來說，這種行為就會顯著影響到她們的體重。

瘦身大拼圖，拼出最適合妳的！王道減肥法！

其實，我們這裡所說的情緒化並不僅僅是指那些讓人傷心和沮喪的事情，如果你因為生日晚會太高興了，就吃掉了二分之一的蛋糕，那麼你也在此列。食物與情緒相伴，從出生起，我們就把食物與快樂、情感和營養聯繫起來。食物常常伴隨著情緒化事件，不管是愉快的還是不愉快的。為了安撫情緒而進食是常見的行為——它來自於進食經歷和慰藉感覺之間的深層聯繫。情緒化進食的具體模式是相當個人化的，進食可以是對情緒而非饑餓的一種反應。

想要減肥，一定要做情緒的主人。此條還適用於日常生活中的任何事情。苗條的身材是激勵出來的。由於舊有的教育形式和文化積澱，在我們成長的過程中，我們錯誤的行為或表現要比正確的行為和表現得到更多的回饋。我們的父母有一項艱巨的工作——把我們教育成為有責任心和同情心的人。

為了達到這個目標，他們需要不停的糾正我們的錯誤。在學校裡，老師會對我們的表現進行評分，這就使得我們對失敗更加敏感。我們所生活的家庭，學校及社會體系的目標是要把我們培養成為一個成功者，而現實與成功之間總有一段距離，要達到成功必然需要一定的努力，所以不成功或失敗總是正常的。

下面幾種是我們為你準備的激勵方法，盡力使自己的理想能達到你能達到的目標。下面就是如何去做。

1‧隨時隨地讚美自己

　　只要你實現了自己的計畫，你就是成功的，因為你在掌握著自己的命運。

2‧改變你的說話習慣

　　我們建議把那些消極的語句從你的詞彙裡擦掉，比如：不、我不能；取而代之的是：是的、我能。詞語比鋒利的劍更厲害，但行動比詞語更響亮。

3‧創造能夠看得見的想像

　　在你進行減肥計畫前給自己照張相。把它放在冰箱裡、臥室裡或是浴室鏡子上。當你達到了新的目標，再照一張，看看你進步了多少。

4‧磅體重

　　每週磅體重，並記錄下來。看看你整個計畫，每當你想偷懶時就對照那張記錄表。

5‧相信夥伴的力量，和同伴一起練習會更有意思

　　約好你們能見面的時間，如果你們其中的一個想脫隊時，就會自覺的向別人看齊。

　瘦身大拼圖，拼出最適合妳的！王道減肥法！

6・避開不必要的麻煩

躲開那些嘗試讓你停止減肥，或那些鼓勵讓你多吃的人們。

7・設定一個小小的目標，比如剛開始設定減掉你體重的10%作為你的目標

透過設定一個現實的目標，你就更可能實現它們，進而會感覺到成功的快樂，繼續向前進。也就是說，保持每天都做些切實可行的事情。

8・獎勵自己

當你實現了一個目標（記著：每個都是一個小小的）時，你就應得獎勵。買個全新的用具，一條漂亮的珠寶飾物，一本書，或是一本日記本，或是讓自己去看場電影或出去玩玩。

9・別把你的練習工具放在床底下睡大覺

腳踏車、自行車、啞鈴，即使是運動鞋和練習裝備都應放在你看得見的地方，這樣就不會隱瞞你需要運動的具體內容了。每當你看到它們，你就沒有理由推脫了。

減肥，先要駐進自信心

減肥時心情與感覺是很重要的。同樣是一塊蛋糕，懷抱著「這會讓你變胖喔」的心情吃的話，這塊蛋糕馬上成為脂肪預備軍。但若告訴自己「吃一口可以解除壓力喔」，很不可思議的，你的身體就不會去吸收它。同理，也不要對著鏡中的自己說：「變胖了！」心情可以改變體質，使其不易囤積脂肪。

同樣的道理，如果我們在減肥中總是想：我是不是不行？這麼繼續下去行不行？讓「自信之門」處於關閉的狀態。「自信之門」一旦關閉，消極的想法就會活躍起來。對「減肥成功後美麗的自己」的想像就會被忘得一乾二淨，輸給了「看來我還是不行」的現實。減肥失敗的人，說著「不行了」而放棄的人，肯定走過這樣的心路歷程。

不能成功減肥的人都是馬上關閉「自信之門」的人，變得容易否定，給自己製造不安，誘導自己走上失敗的路。

不安的心，沒有興奮感的自己，在迷惑中行動，這是一定不可能得到好結果的。否定的想像是失敗之母，由這種想像衍生的不安就是失敗之子。從懷疑「真的行嗎」那一刻起，你就踏上了「真的不行」的道路。不安之類的東西，是現實中原本不存在的，只不過是產生負面想像而引發的心理現象罷了。

如果抱著絕對的自信採取行動，這種力量就會變得強大無

瘦身大拼圖，拼出最適合妳的！王道減肥法！

比。即使確定了減肥的目標，能否堅持到最後還是由「成功之門」能否一直敞開決定的。這種「我絕對可以」直到最後都不放棄的精神，正是「自信之門」。

如果你有「是不是因為缺乏自信，至今為止都沒有成功過？」這樣的疑問，那就要學會尋找自信的感覺。與不安一樣，自信也只不過是自己任性的想法罷了。自信的真面目就是字面所顯示的「相信自己」。

經常有很多人認為，如果事情能順利的進行，就會給自己帶來自信。但是，這是一個巨大的錯誤。先要明白「相信自己＝自信」，事情才能順利進行。堅定的相信「能成功」並把自己往成功的方向引導，這就是自信。

在奧運會上十分活躍並讓整個日本沸騰的北島康介選手如是說：「我從未感到緊張。因為我去做的時候相信自己一定行。我一直覺得今天如果表現得好，明天就會更好。」

多好的話啊。你的減肥事業也是，今天很好，明天也會變得很好。這個明天是由於「自信＝相信自己」而產生的，就算有些過於自信也沒關係。減肥成功的人堅信自己會成功，減肥失敗的人缺乏成功的信心。只要有信心，就一定會減肥成功。如果你抱著這樣的信念，那麼你就能達成目標。

簡言之，減肥的信心才是減肥成功的關鍵。「自信之門」一旦打開，你就不會感到不安，減肥之戰也可以輕鬆獲勝，這聽起來似乎很不可思議，但實際上確是毋庸置疑的。

減肥的剋星就是克制

我們可以保證在某一段時間內吃得很少，但不可能永遠如此。低脂肪、低糖的節食計畫不可能堅持到底。強迫自己拒絕某種食物會產生什麼後果？比如你說再也不吃巧克力蛋糕了！巧克力蛋糕立刻變成了你最渴望的食物。

所以，想要減肥其實不難，做到兩個字就可以──克制。

如果你的確非常想吃東西，但先克制一下吧！這個時間僅僅是五分鐘，也許就是這五分鐘你將會做出不同的選擇，透過逐步練習，你可以把這個思考的時間遞增。最後，你也許就會徹底忘記想吃東西這回事。

在想吃東西，無法克制的時候，就喝水吧。把喝水當成吃東西的句首發語詞，無意義，但不可或缺。你想吃什麼都可以，但是必須確確實實的喝一大杯水。喝水不僅能緩解你的情緒，而且還能填充你的胃。當然這個量一定要適中。

還有，一個想要減肥的人，一定要學會填滿自己的冰箱，但是你的冰箱裡塞滿了冰淇淋和巧克力餅乾的時候，勸你還是放棄減肥吧。冰箱裡應該儲存一些低熱量的食物，蔬菜和水果是最好的選擇，你非常想吃東西的時候，也只有這些東西可以選擇。

我們都是人類，所以我們的生活裡絕對不只有吃。多找一

瘦身大拼圖，拼出最適合妳的！**王道減肥法！**

些寵愛自己的方式吧，剪個新髮型，去健身，去圖書館……有很多愛自己的方式，沐浴，按摩，做個頭髮或去美容都是愛自己的好選擇，為什麼非得要吃呢？而且這些方式能讓你變得更美麗！

心理戰術，攻破肥胖之門

發胖總是有原因的，其主要原因有以下兩點：一是食欲突然增加而導致發胖，二是身體存在著肥胖的內因。這兩點與人的情緒和心理有著千絲萬縷的聯繫。

內心空虛，沒有任何滿足感，或者得到什麼都不滿足，這種情緒所帶來的不愉快，是產生煩躁情緒的重要原因，而煩躁情緒往往會讓女性變得毫無節制的進食。

但是，人們一般很難自我意識到自己正處於空虛狀態，更無法有意識的掌握煩躁的情緒，頂多是覺得自己是個容易煩躁的人，但正是內心的空虛導致的煩躁不安，引起食欲大增，體形發胖。

所以，在減肥的時候我們更注重採用心理戰術：

1 · 獨自用餐

你有沒有發現，中午在餐廳與同事一起吃飯的時候吃得特別香，但是也吃得特別多？那麼，試試獨自用餐、慢慢享用吧，食量會大大減少哦！

2.電視or音樂

在家用餐，最好不要邊看電視邊進食，但是可以一邊聽輕音樂，一邊享用菜肴。輕柔緩慢的音樂，可以讓你進食的速度也跟著放慢，在你還沒來得及吃下很多食物之前，腦中樞就會告訴你：吃飽了。

3.聞聞菜香

在你吃下第一口東西之後，「吃飽」的訊息至少要10分鐘才能傳送到大腦中。所以，你要一邊進食，一邊聞聞菜肴所散發的香味，這會加快「飽」的訊息傳送到大腦中，你就會提早出現飽足感了。

4.進餐前休息5分鐘

瘦身減肥的效果往往都不是立竿見影的，但進餐前養成休息5分鐘的習慣，也不失為一種長期有效的好方法。其原因在於：當你身心高度緊張，壓力過大時，你很難做到細嚼慢嚥，而常常會狼吞虎嚥的將飯菜吃到肚子裡，而且很容易吃得過飽。

5.飯前喝菜湯或葡萄柚汁

這樣，你的胃容量就會大大減少。這就是為什麼西餐上主菜前要先上一道蔬菜湯的道理。不僅如此，菜湯和葡萄柚汁都有助於脂肪的燃燒哦！

6 · 進食間歇10分鐘

為了不吃得過飽，進食時不要一口氣將一頓飯菜全部吃進肚子裡去，可以吃一會就休息10分鐘，去做做別的事情。因為人腦至少需要10分鐘才能獲悉你是否已經吃飽了。

7 · 「我吃飽了」常掛口

減肥瘦身始於腦。因此，你應經常對自己說：「我已經吃飽了」。

8 · 記錄飲食日記

養成寫日記的習慣吧！每天記錄你何時吃了什麼，喝了什麼，何時你受到饑餓嘴饞的襲擊。

9 · 不要經常磅體重

體重可不能經常去磅，每週磅一次體重就足夠了。要瞭解自己體重的變化，你還可以注意觀察，自己的衣服變大了還是變小了；也可以多照照鏡子。這樣，減肥的壓力就不會加重。

10 · 真的餓了嗎

許多人常常分不清是口渴還是肚子餓。肚子真的餓得嘰哩咕嚕響了嗎？其實有50%的情況都只是口渴而已。在你準備找食物來填飽肚子之前，記得先喝一杯水，然後再等5分鐘。如果這時候你還是覺得很餓，這才是真的餓了。

瘦身大拼圖，拼出最適合妳的！王道減肥法！

11·請勒緊腰帶

在用餐前暗自勒緊一下腰帶吧，這個方法還真的是很有效哦！你會很快發現：自己吃飽了！此外，這樣還能防止你吃較大分量的飯菜，將肚子撐得過飽。

12·笑掉脂肪

笑如同是一次體內慢跑：橫膈膜跳躍，氧氣快速的進入細胞，心跳增快，幸福激素內啡肽奔流全身，你的應激反應水準甚至血壓也隨之下降。此外，腹部肌肉也會得到鍛煉。如果你開懷大笑，你身上的80塊肌肉，特別是腹部、肩部和骨盆部位的肌肉都會一齊運動起來。研究證明，經常笑顏逐開的樂天派們減肥較易成功，而且還不容易生病哦！

13·享受你的飲食

別再為減肥不能吃那些高熱量的美味而自怨自艾了。把你正在吃的食物想像成你最喜歡吃的食物吧，然後吃光它們。

14·自助餐不要爭第一

事事都要爭第一的你，在吃自助餐的時候就甘心放棄一回吧。想想看吧，如果你是那個第一個取食物的人，當別人才開始吃的時候，你已經開始第二輪了，這能不讓你的胃「超載」嗎？所以，參加自助餐派對的時候，你要先讓其他人優先取食，而自己排在隊伍的最後。

15．找到你吃東西的節奏

注意觀察自己，是零食吃得多，正餐吃得少，還是零食吃得少，正餐吃得多。兩者切勿混同起來。飲食節奏十分重要：始終不變的飲食習慣，定時進食，就能促進消化，加速新陳代謝，從而促進體重降低。

16．訓練熱量的記憶力

想要減肥的你，要訓練一下自己對各種食物所含的熱量的記憶力，這對控制自己的熱量攝入大有益處哦！在你吃東西之前，不妨估計一下它所含的熱量，隨後看一下熱量一覽表，檢查你是否估計正確。這樣，你就能慢慢的培養自己對各種食物熱量的直覺，從而慢慢記住它們。

17．智勝下意識

體重下降的重量不以公斤而以市斤計算。比如，你減肥不是減了2公斤，而是減了4斤。這樣，聽起來減掉的體重更多，從而動力就會更大哦！

18．吃飯不吃甜酸

減肥的你在進食時，最好避免點甜酸味或混合各種味道的菜肴。菜肴香味種類太多，就會使你的味覺中心發生紊亂，並使你吃得更多。

19 · 換個角度信心大

增強減肥瘦身的自信心：你不要一直覺得「我肚子的脂肪團為何不見縮小」，而要想「我的褲子不再勒肚子了！」

20 · 不用少吃

對減肥者來說，最重要的是你吃了什麼，而不是你吃了多少。如果你下午嘴饞吃了一塊蛋糕，那晚上就吃一大碟新鮮蔬菜或水果來抵消它的後果吧！

21 · 相信自己

體重下降了半斤，成績雖小，但應對此感到高興；連續兩天嘴饞吃了不該吃的東西，對小過錯也安然處之。你的減肥目標始終不要放棄！相信自己，持之以恆，必有成效！

總而言之，這些方法都是日常生活中的一些小細節，只要平時多加注意，養成良好的習慣，你會發現在不知不覺中就瘦下來了。

積極暗示法，減肥一定行

　　瘦身廣告鋪天蓋地，有關減肥的器械、藥品、食物和飲料，甚至外科手術數不勝數。遺憾的是，無數女性在反反覆覆的瘦身之後，盡了自己最大的努力依然徒傷悲。這些方法的局限，在於過度看重了減肥過程中意志努力，不斷的要求「一定要怎樣、一定不能怎樣」，卻忽視了到底「為什麼會是這樣？」

　　減肥是一種日常生活習慣的積累，養成了快樂減肥的習慣，減肥就能成功。

　　但就算能充分理解這一點，改變日常生活習慣也並非易事。如果你嘗試過多次減肥也未能成功，相信你一定能夠深刻理解這一點。所以，就要求大家在減肥期間要多一些積極的思想和一些下意識的話。

　　下意識說的話是什麼呢？那就是「口頭禪（我們常掛嘴邊的話）」。若積極思考是口頭禪的話，那麼消極思考也是。如果你注意聽那些減肥失敗者的口頭禪，你就會發現裡面有強烈的消極思考在作祟。所以你就應該明白了，若不知不覺的向大腦輸入了消極思考的訊息，那麼它就會引導你往失敗的方向發展。

　　「反正這次減肥成功不了」。

「我減肥到底還是失敗了」。

「我經不起誘惑，所以減不了肥」。

就這樣，「不行」、「白搭」、「白費勁」這樣的消極詞語就被重複了一次又一次。這些詞語在無意中被多次重複後，你就會徹底陷入消極思考狀態，「減肥不成、白搭、白費勁、絕對進行不下去、就算減了也無濟於事」這些消極詞彙會向你襲來，「成功之門」隨之陷入緊閉狀態。

人為什麼會想要說「不行」這樣的話呢？實際上這是有原因的，簡而言之是人們總想為自己開脫的心情在作祟。

把想法說出來會幫助你把想法變為真實。同樣，不想實現一件事就把「不行」常掛嘴邊，這樣自己就會越來越覺得自己不行。

為什麼說出來，效果就會加強呢？那是因為我們的記憶中隱藏著祕密。我們的記憶已經成為了一個網路，各種記憶都會相互聯繫的匯出來。

確切的說是腦的突觸這種神經細胞相互聯繫，然後將大腦的記憶織成了網路，但如果這些記憶沒有相互銜接，那記憶就不能夠連貫的匯出。

而且，每記起一次，這個記憶的聯繫就會變強。學習時也是，最初學習的公式若不反覆鞏固，我們就不會記住。這是因為在腦中沒有和這個公式相聯繫的記憶，或者說這種聯繫很弱。

但同樣的東西反覆記憶，記憶的聯繫就會越來越強。但

是，如果你將之放任不管，那麼記憶的聯繫就會越來越弱，最後你會發現，那個當初好不容易記住的公式現在都想不起來了。

現在明白了吧？如果說多了「不行、白搭、白費勁」這樣的話，只會啟動你腦中的消極記憶神經，漸漸的就形成了「消極聯繫」，「消極記憶網」也就隨之形成了。

下意識說出來的話、口頭禪都會成為真實。「減肥—不行、白搭、白費勁」這樣的話說多了，你就會塑造出一個「減肥失敗」的自己，就算你再怎麼想瘦也不可能瘦得下來。

所以請讓「不行、白搭、白費勁」這樣的字眼從你的口中消失吧！

瘦身大拼圖，拼出最適合妳的！王道減肥法！

騙騙自己，讓自己自然瘦下來

在我們的生活中，心理因素佔據很大的影響，在生活中心理會帶給我們很多的指引，減肥也不例外。在這裡，我們要為大家介紹一種強效心理減肥法，可以讓自己自然瘦下來，減少不必要的痛苦。

1·晚餐留到早餐吃

這一招是非常有效的「騙自己」的方法。要知道，晚上的「心理」和早晨的「心理」是截然不同的，我們可以利用它們之間的落差來減肥。這個方法的好處是，當你眼睜睜的看著這頓豐盛的晚餐卻無法吃，並不會覺得太無奈，你可以告訴自己：「我還是會吃這一些啦，只不過，原封不動的留到隔天早上！」

但到了隔天早上，你會發現肚子不餓了，要你再從冰箱拿出來、微波加熱後，東西也變得沒這麼好吃。在早上食欲本就有限的情況下，這一頓豐盛的晚餐，到了早餐竟然吃不完，只吃不完就立刻將它丟掉，絕不要感到可惜，你就成功一天了，等當天晚上再重複同樣的「移到隔天早餐」的動作即可。

2·喝很多很多的水

　　如果你不想「不吃晚餐」，還有其他方法。譬如超商都有在賣那些吃了可以覺得很飽的減肥餐，其實，根據研究，真正可以「騙自己」的減肥餐就是「水」！水沒有味道，不會引發食欲，反而還給自己肚子長期保持一種「飽足感」。專家指出，人的身體常常將「口渴」也誤納入「肚子餓」感覺的一部分。

　　建議，特別是在三餐之前，一定要先喝足了大量的白開水，就會發現那種「饑餓感」少掉一大半！神奇吧！另外，大部分的上班族，水喝得不夠多，我自己也看到以前有些同事根本是不戴水壺來上班、桌上除了茶杯什麼也沒有，每天就一杯熱茶來撐一整天。事實上，水若喝多一點，而且大量的喝，不但加速代謝循環，也能「騙」上班族一直跑廁所、多運動。

3·節食的時候，固定做「同一件事情」

　　當你在節食的時候，很痛苦，那要記得，這時候一定不能做平常的事情。譬如上班族這個中午要只吃水果大餐，隔壁肉羹麵的香味卻不斷飄過來，怎麼辦？這時候，你可以開始上網，學幾句日文、背幾個英文單字。這樣可以在學習的同時就把身上的肉減掉。

　　以後無論何時必須吃少、痛苦時，就記得趕快來學幾句日文、背幾個英文單字，這個方式，可以巧妙的將不吃東西的空虛感，化為實實在在的「成就感」，雖然成就感不能「吃」，

瘦身大拼圖，拼出最適合妳的！王道減肥法！

但那種快樂，足以勉強抵過不吃東西的空虛。

4‧相信自己已經減肥成功了

專家指出，減重前必須先瞭解幾件事。首先，必須將「減重的想法」從心中排除。書上說，因為它竟然正是節食失敗的原因！當你體重超過，是因為你的「想法」所造成，你因為沒有「瘦的想法」，而是「肥胖的想法」，遂就引來了更嚴重的肥胖。而思想上的「禁錮」也能有效的綁住你的嘴。

三個步驟：要求、相信、乃至接收，靠想像力，去想像感覺已經好到自己其實「輕飄飄的」，並去相信自己已經成功，這樣一來，你就可以做瘦子做的事，最後真正變成一個帥氣的瘦子。

5‧依然天天吃最愛的食物，但只吃一小塊

體重超標的人，應該也是因為愛吃零食、熱量高的食物，才會落到如此這般田地是吧！所以，通常減重，大家想到的第一件事就是「不吃這些食物」，但這也讓自己的情緒低落，一開始就痛苦不堪，反而無法減重。少吃東西可以降低身體的熱量，從而減重。

「騙自己法」，就是「依然讓自己吃最愛吃的東西」，而且還可以天天吃。不過，每次吃都只吃「一點點」。更高的欺騙自己的方法是一次只買一小包，每次要吃都得再走到商店去買。

6‧「極少量、極多餐」減肥良方

　　每天吃4～5餐的人，比較能夠控制他們的食欲，這可能和他們認為不必等太久就可以再吃有關。不過，雖然少量多餐，但最後一餐一定得是「晚餐」，過了晚上七點後就嚴守「不吃東西」的原則，這一招才會有效。

　　騙自己的方法還有一招，就是將「三餐」變成「六餐」，但每一餐只吃「非常少」；甚至變成「九餐」，每一餐只能吃得「超級超級少」。

7‧將減肥這件事和心上人連在一起

　　可以和喜歡的人「打賭」，因為喜歡對方，所以願意為對方改變「體重」。這個方法很有趣，等於是將減重這件事告訴喜歡的人，就算沒有真的「賭」，也一定不會想讓對方失望，而痛苦的減肥。

　　一直想「為了她、為了她」，效果就出來了。就算沒有「她」，在房間裡貼一張巨幅美女海報，一邊減肥一邊想「為了她、為了她」，在饑餓中沉沉入睡，這招聽起來非常有效！

瘦身大拼圖，拼出最適合妳的！王道減肥法！

能控制食欲的減肥心理操

　　不少女性在減肥時常常會發現，在適當節食或者改變食譜時，能堅持的時間總是不長，最後往往因為抑制不住自己的食欲而使整個減肥計畫失敗。這也就導致了很多人選擇減肥藥來抑制食欲，達到減肥的目的。但其實，減肥藥、加強運動等並不是唯一有效的抑制食欲的方法，經研究發現，透過心理治療也可以有效的抑制食欲，且不會帶來某些減肥藥所產生的副作用。從而改善飲食規律，健康減肥。

1·自我刺激

　　可以在面對美味佳餚，即將無法抑制，欲一嘗美味時，馬上拿自己比較厭惡的東西或氣味來刺激自己，從而抑制食欲。肥胖的人也可以在自己家的冰箱旁，餐桌上粘貼、放置自己臃腫體態的照片，或者將自己嚮往的擁有美好身材的明星的照片放在自己的照片旁作比對，這樣在吃飯時，受到刺激，便會下意識的減少食欲。

　　受刺激法的原理是要讓自己意識到自己現在的體態，鑒定自己改變現狀的決心，但決不能像《瘦身男女》裡的肥肥女對著自己照片產生對肥肉的極度憎恨態度，而應該尋找一種積極樂觀瘦身的最佳減肥方法。

2・自我激勵

肥胖者可以在自己達到間斷性減肥目標時，用獎勵的方法來堅定自己減肥的決心。獎勵的方法有很多種。可以在訂立了一個長期減肥任務時，每實現一天的減肥目標時，就丟一個硬幣進撲滿裡，等裡面的硬幣集到一定數額時，就用該筆錢去買自己喜歡的東西。但千萬要記住，可不能買自己喜歡的高熱量、高脂肪食物作為獎勵。

獎勵法並不局限於上述所說，還可以更加具體化。比如不按每天的任務訂立標準，而是看自己的體重減輕多少，可以每減輕一公斤就往空袋子裡裝上一公斤重量的物品，並經常提提那個袋子，感受一下到底有多重了。而這袋子的重量就是你所減去的以前身上多餘的肉。

3・與人共餐

一個人的努力毅力通常是小的，有了監督便更能督促自己完成一項目標，因此，對於肥胖者來說，應儘量減少單獨進食的次數，取而代之的是和家人或朋友一起吃，讓家人朋友做自己的「監督員」。在他們的監督下，你可以更有效的控制自己的飲食，確保自己既不會吃的過多，也不會空腹。同時還可以找一個有同樣苦衷的減肥者，雙方互相鼓勵，朝同一目標前進，從而堅定決心，共渡難關。

要想找到有同樣減肥難題，志同道合的朋友，不妨去減肥中心裡逛逛，裡面可是有很多等待你邀請的好朋友哦！

瘦身大拼圖，拼出最適合妳的！王道減肥法！

4·轉移注意力

　　減肥時，有些肥胖者即使不面對食物，僅僅靠回憶食物的形象、氣味，便能引起食欲。在饑餓時尤為嚴重。為此，減肥的朋友可以用其他行為來代替進食，轉移自己的注意力，或許可以達到消除這種反應的目的。比如作一次輕快的散步，或者喝一杯水，直到自己的回憶或想像不會導致過多分泌胰島素為止。也可以採取意識進食法，這種方法可以讓你面對食物時更加理智，進餐時保持清醒的思考，從而擺脫「餓了就吃」的舊習慣，轉而成為一名理性的用餐者。

5·固定飲食環境

　　當一個人常在一個特定的環境下，或固定的地方吃東西時，邊看電視邊吃零食，時間一久，這種看電視吃零食的行為就會成為一種習慣，然後，不管你是否饑餓，在這種環境或地點你都會想要吃東西。因此，肥胖者可以選擇只在固定的某地方、固定的時間內用餐，或不邊看電視邊進食。

　　減肥最大的敵人便是無法控制自己的食欲，無論你多麼勤快的參加健身房運動，或執行一個減肥計畫持續了多久，一旦你不能抑制自己的食欲，最終都是無法實現自己的減肥目標的。而減肥心理操，可以讓你輕鬆、無害的便抑制自己瘋長的食欲，從而養成良好的飲食習慣。

想像法瘦身，給你另類減肥體驗

　　不管採用什麼具體方式，想要瘦身成功，都需要我們事先把「瘦」的資訊輸入到潛意識裡。在這個資訊輸入的過程中，圖片資訊要比單純的語言資訊更加便於記憶深刻。可以找一張身段迷人的偶像照片，用電腦為自己做一張「夢想照片」，然後把合成好的照片貼在冰箱、床頭、錢包、書桌等比較容易看到的地方，以便時時可以看到它。我們可以隨時隨地回顧這張合成照片，比如在上班的路途中，在家煮飯、打掃環境、洗澡、上廁所的時候也可以。最好是每天固定一個時間，比如起床之後，打開窗戶，坐好，雙手放於膝蓋，背挺直，做幾次「深呼吸」配合想像自己瘦身之後的樣子。這種想像，發揮得越是細緻，效果就會越好。不僅要想像視覺的畫面感，還要盡可能調動五官甚至內心的各種感受。比如說，逛街看到漂亮衣服的時候，立即幻想自己瘦下來以後穿上這衣服的樣子，周圍的人會對此發出什麼樣的評價，內心湧起的幸福感等等。或者想一想自己瘦了以後，開開心心和男友一同拉著手出門約會的場面，那天的陽光會怎樣？身體的感覺是什麼？

　　我們知道許多專業運動員平時都要進行「印象訓練」，即反覆想像自己成功時刻的情景，如「我突破了對方的防守攻入一球！」，「我連續攻破超難度技巧動作」等等，在大腦中反

覆體會成功的瞬間經歷，最後在真實的場景中也可以發揮積極作用。專門的醫學用語稱之為「自由聯想」，即透過在腦海中具體描繪自己積極的未來畫面來進行自我控制。所以，要想像自己「瘦」的樣子，並把「瘦」的形象輸入潛意識。注意，這個資訊是「瘦」，而不是「減肥」。

　　所以，減肥前必須先要將「減肥的想法」從心中排除。如果你體重超標，要明白是你的「思想」造成的──這個思想就是你沒有「瘦的想法」，而是相信自己是「肥胖的」，於是就吸引來了更嚴重的肥胖。只有當你開始接受現在的自己，並漸漸相信自己已成為一位瘦子，最後你才會真正變成一個瘦子。

靜坐、默誦咒語減肥法

　　最近，一種減肥咒語在網路上流傳甚廣。氣咒法引起了國內外許多人的重視和研究。首先被確認的是，「咒語」是一種聲波，具有一切聲波的特點：有穿透性，它的速度為每秒鐘332米，可以穿過固體、液體和氣體。在遇到密度很大的障礙物，有折射性，根據不同的密度，相應改變它的傳播方向。

　　氣咒法可以理解為利用聲波的穿透性、折射性，帶動人的體內氣息行走，達到意到、聲到、氣到。以意領氣，以意催聲，聲氣結合，形成一股強大的氣流，達到某種暗示或者療愈的目的。

　　再進行咒語減肥前，先調整好自己的狀態：

　　在冥想時，你需要放鬆的躺著或坐著，深深的呼吸，隨著每一次的呼吸，身體就放鬆一分。如果你感覺身體某部分依然緊張或疲倦，就呼吸到那個部位。

　　進行3次深呼吸，深深地呼氣，將這一天的緊張和疲倦都趕出去。就這樣，花幾分鐘的時間只注意自己的呼吸，趕走一切思緒，將身體完全地放鬆下來。

　　接著，每次吸氣的時候都在心裡對自己說「我的身體像少女一樣年輕緊緻」，每次呼氣的時候說「我正在趕走所有廢物和垃圾」。

瘦身大拼圖，拼出最適合妳的！王道減肥法！

然後，和自己身體的每一部分進行對話，從腳開始，逐漸往上移。同時，讓所有壓制部位的壓力和緊張都隨之而去。同樣的與腿、腹、背、胸、胳膊和手，一直到肩膀、脖子、臉和頭如此對話。如果在這個過程中，有任何別的思想或感覺來臨，不要著急，重新將注意力集中在呼吸上。

　　然後默念以下咒語：天地玄黃，本氣同宗，吾體內氣，去濁留清，金水相涵，美容之貌，木火相生，燃吾油脂，纖體美體，吾奉九天玄女急急如律令。不斷默念，默想自己在湖水之上，心很平靜，自己慢慢瘦下去，身體很苗條。每天堅持打坐一個小時左右。十天半個月後，自然能達到意想不到的減肥瘦身效果。且此法能排除體內濁氣，讓身體更健康，體內之氣更順。

　　在冥想前，不妨給自己泡杯花草茶。沖泡花草茶時，可以看見美麗的花朵或葉子在熱水中復甦、伸展開來，而隨著水溫的不同，有些花草茶湯會展現不同的色彩；尤其注入熱水時，所散發出的純天然香氣，讓冥想中的你更能舒暢身心。而薰衣草、檸檬草和甘菊都是不錯的選擇。

讓想像力助減肥一臂之力

「為什麼嘗試過很多的減肥方法，我還是瘦不下來」。

如果你總是這麼想，那麼思維就阻礙了你的減肥之路。換句話說就是思維太活躍。比如我們每天都會照鏡子觀察自己的身姿和容顏。自然地，大腦也就會無意識的把「現在的自己」這一真實的形象記錄下來，並認為「現在的自己」就是「真實的自己」，「因減肥而變漂亮的自己」不是「真實的自己」。

要說大腦到底是相信「自己現在的形象=真實的自己」，還是相信「自己嶄新的形象=真實的自己」，那就要看你是如何發揮你的想像力了。

相信大家應該明白了，想像力對減肥來說很重要。把自己減肥後漂亮的形象深深刻在腦中是很重要的。在嘗試新的減肥方法時，你一定會想：我要減肥，我要變漂亮，我要一個全新的自己。但是，大腦的現狀掌控能力會把你拉回現實，它會告訴你：不要傻了，看看你現在的樣子，這才是真實的你哦。

如果你現在有70公斤，卻想像自己50公斤的樣子還是有些困難的。現實中自己的形象太強勢，即使你想像自己50公斤時的樣子恐怕也想不出來。但是，50公斤的女性想變成45公斤的話，「45公斤的新形象」還是比較容易想像的。

因為現實中自己的形象不會妨礙你的新形象，所以慢慢

　瘦身大拼圖，拼出最適合妳的！王道減肥法！

的你的腦中就會愉悅的湧現出各種各樣的想像，「瘦5公斤的話大概就是這樣吧。外套可以收緊一點，腿也可以變得纖長了……」

只要能很好的利用想像，大腦就會消耗大量的熱量。我們注意觀察象棋、圍棋的高手們，基本上沒有胖的。人類的大腦是一台可以跟10萬台以上電腦匹敵的超級大腦。

在專業象棋、圍棋的對弈中，這個超級大腦就會充分運轉，要求具備提前算出十幾步棋的思考能力。我聽說到了高手階段的話，單靠大腦中浮想的畫面就能推動局面進展。這種聯想、想像的思考能力是過去的對局的一種集大成，絕對不是天馬行空的想像。

當然，他們可能每天也做一些運動，也對飲食有一定的掌控。但是，超級電腦需要長時間集中精力的用心運轉，這樣消耗的熱量應該是非同尋常的。所以，即便他們一動也不動的坐在椅子上，也會與那些在賽場上馳騁的馬拉松運動員一樣燃燒著大量的熱量。

我們在讀書，思考等腦力活動過後就會想吃甜食。這是因為大腦的能量來源只有葡萄糖，所以要馬上吸收糖類進行補給。使用大腦就能消耗如此多的熱量，所以僅靠使用大腦就能達到減肥的效果。

用談戀愛的心去瘦身

有人嫁得如意郎君，有人只能做做白日夢。有人減肥成功身材苗條，有人自暴自棄越來越胖。以往的減肥計畫像廢紙一樣被丟進了垃圾桶，以往的戀愛像不新鮮的三文魚，撤下了桌。太多的減肥觀念卻像脂肪一樣膨脹著我們的身體，太多的戀愛經歷如鯁在喉。

減肥是和肥胖的決鬥，戀愛是和男人的戰爭，勝與不勝，取決於「心」，開始於行動。生活態度決定生活方式，你怎麼想決定你怎麼做，你怎麼做決定你的結果。

減肥，也像戀愛一樣，是一種精神狀態。人的精神狀態一般有四種表現形式。用戀愛的狀態來比喻的話，比較容易理解。

1 · 精神興奮狀態

處於「精神興奮狀態」是，表現出來的是強而有力、精力充沛、有活力、有魄力。在這種狀態下，人們面對壓力也不會消極沮喪，對什麼事情都會積極面對並加以解決，可以說是那種見初戀情人時心跳加速、隱隱悸動的心理狀態。

2‧精神壓抑狀態

「精神壓抑狀態」，顧名思義就是一種不得不這樣做的無可奈何的狀態。結婚一段時間之後，那種怦然心跳的感覺逐漸冷卻，對方的缺點漸漸的逐一暴露出來，使得夫妻雙方或單方自然進入這種狀態。情侶相處的時間長了，即便是沒有結婚，也都會過渡到這種狀態上來。說白了，這種狀態就是雖然感到很痛苦，但卻被一種「沒辦法，不得不在一起」的道德責任感約束著的狀態。

3‧精神低落狀態

這種狀態比精神壓抑狀態更惡劣。這是一種在行動之前就想著放棄的提不起幹勁的狀態。精神壓抑狀態即惰性戀愛狀態的人無非是結了婚之後覺得無可奈何，但尚存一種不得不在一起的道德責任感，而精神低落狀態即是更年期狀態是一種對對方不抱任何期許的狀態。

4‧燃盡熄滅狀態

這是一種燃盡了生活激情、失去了生命力的狀態，可以理解成「剪斷了情絲」。女人在這種狀態下，跟丈夫、異性接觸已經沒有了心跳的感覺，不願在一起生活甚至連見面都會讓她們覺得厭惡。

把這些狀態跟減肥聯繫起來就是這樣。

1‧精神興奮狀態……興奮、充滿激情的快樂的減肥

2‧精神壓抑狀態……覺得不得不減肥而被迫堅持

3‧精神低落狀態……覺得反正也不會成功，所以不抱任何希望的堅持著

4‧燃盡熄滅狀態……能量、幹勁都消耗殆盡

　　減肥成功的達人們就是屬於保持著精神興奮的狀態。而一般人就會在第二種和第三種之間徘徊，若是遇上了困難、遭遇了逆境，可能就淪落到燃盡熄滅的狀態了。

　　如果你想減肥成功，就必須始終保持精神興奮的大腦才行。或者說，如果是有過初戀經驗的人，想必能理解那種興奮、悸動的精神狀態。

　　只要找回初戀時那種心動、興奮的感覺，你的減肥大業就一定能取得成功。

瘦身大拼圖，拼出最適合妳的！王道減肥法！

不能抑制食欲，應該轉換食欲

對於減肥的美眉來說，控制食欲是一件極其困難的事情。要控制食欲，不一定要把自己的嘴巴管得死死的，也可以用另類招數達成目的。可以轉換食欲。

為了轉換食欲，可以採取其他行為。「不要想啊……」光靠這種想法不能改變食欲，只有改變自己的想法或採取相應的行動，才能忘掉食欲。當洪水氾濫時，堤壩也有承受的極限，因此必須改變洪水的方向。

特別想吃某種食物時，只要忍耐30分鐘或1小時左右，就能忘掉食欲，順利的渡過危機。做能產生愉快結果的行動，比較容易渡過危機。因此轉換食欲時，可以參考以下方法。

首先要尋找有趣、快樂、能忘記時間的活動，這樣才能順利的改變思維方向。

此時，最好選擇幾個人能同時進行，而且馬上能實施的活動。當食欲達到高潮時，已經無法改變方向，因此剛剛產生食欲時，應該採取相應的措施。

如果控制食欲的能力較差，平時可以把各種措施寫在記事本上隨身攜帶。當食欲湧上心頭時，及時的拿出來看。如果一種方法失敗，就應該馬上採取另一種措施。

具體的措施有淋浴、刷牙、給朋友打電話、散步等。另

外，還可以到電影院看電影，或者看DVD、漫畫書。如果有強烈的食欲時，可做有趣的運動，或者陪孩子玩，如果是女性的話，還可以做臉部按摩，或者敷面膜。在現實生活中，應該選擇適合自己的方法。

即使採取這種措施，有些人依然無法控制食欲。為此，我幫她們開兩種「藥方」，即「改變想法的藥」。

1‧更新知識，改變思維

如果深刻的瞭解自己想吃的食物的本質，就能消除食欲。我們要知道「強忍食欲」和「打消想吃的念頭」是有很大差異的。

2‧必須訓練思維

如果特別喜歡吃食物，而且缺乏毅力，為了改變這種習慣，應不斷的想別的事情。只要不停的想總會有辦法的。

開懷大笑，可以讓你減肥成功

被迫節食、痛苦抽脂、揮汗運動，為了減肥，人們想盡了各種辦法。而科學家最新研究發現，其實開懷大笑也是一種不錯的減肥方法，它所消耗的熱量不容小視。

美國研究人員發現，10到15分鐘的開懷大笑，可以「燃燒」掉人體內相當於一塊大巧克力所含的熱量。

為進行此項研究，美國範德比爾特大學的研究人員將90名志願者安排在一個特製的房間裡，這個房間可以檢測出人們消耗的氧氣量和呼吸排放出的二氧化碳量。這是測量人體能量消耗情況的最好辦法。

研究人員要求志願者們不要說話，也不要走動，只能坐在椅子上看電視。範德比爾特大學研究員馬切伊‧布舒斯基說：「最初給志願者們看一些非常無聊的風景片。在此期間，我們測量了他們在休息狀態下的新陳代謝率。」

此後，研究人員給他們播放了5段喜劇片段，每段持續約10分鐘。喜劇片使志願者大笑不止。同時為他們檢測了心率、呼吸狀態等，並與休息狀態下的資料進行比較。結果發現，他們在大笑狀態下比嚴肅狀態下多消耗了20%的熱量。

經過計算，如果每天開懷大笑10到15分鐘，可以消耗50千卡的熱量。這意味著每年就可以減肥2公斤。

笑是不用花錢的減肥良藥。笑還能防病、健身、延緩衰老，使人年輕化。許多病痛，特別是心理疾病會隨著笑聲而銷聲匿跡。笑是調節人體神經狀態的最好方法。因為人在笑時肺部擴張，氧氣可暢通無阻的到達全身，同時笑相當於心臟按摩，有助於血液循環，胸肌伸展，增強免疫能力。笑還可以減輕壓抑和緊張情緒，增強消化系統、心血管系統及自主神經系統的功能，減少偏頭疼和後背痛的發生。

笑還能降血壓，在血液中產生一種可以消滅病菌的「殺手細胞」；笑1分鐘可以收到划船運動10分鐘的效果。新德里一家「笑一笑俱樂部」的負責人羅伊還說，笑可以緩解關節、背、頭和肺部的疼痛。一些醫生認為，笑20秒鐘能使心跳頻率提高一倍，大笑1小時能消耗500卡熱量。2006年4月10日，《洛杉磯時報》報導，美國洛馬林達大學的科學家研究發現：「捧腹大笑，哪怕是設計好的，也能促使人體分泌有益的內啡肽和生長激素。」

大笑能夠釋放壓力，減輕沮喪感；可以刺激人體分泌多巴胺，使人產生欣快感。目前，超過70%的疾病都由壓力引發，如高血壓、心臟病、抑鬱症、感冒、失眠、頭痛、胃部不適甚至癌症等，笑正好可以起到緩解壓力、放鬆精神、抵抗疾病的作用。

不過，也不是所有的笑都對身體有好處。德國情緒研究所專家迪特爾·察普夫教授指出，如果一個人總是抑制自己的實際感受而「假笑」，反而會對健康造成負面影響，空中小姐、

售貨員等群體尤其如此。他認為：「健康的笑是那些真實的笑。」

　　只要是真心的笑，哪怕是傻笑，也能對健康起到促進作用。你不必有幽默感，你不必感到很快樂，你不必尋找理由，你只要笑，不要問為什麼。笑，不需要理由。笑過之後，你就會身心健康、活力四射。

每天照照鏡子，肥胖的自己不見了

　　楊冪是新生代的著名女星，而她是靠什麼來吸引觀眾目光的呢？當然，楊冪的大紅大紫離不開她那窈窕的身姿。照鏡子是楊冪的最愛，她覺得，多照鏡子可以幫助激發減肥的動力，和變漂亮的決心，能夠讓她越照越漂亮。另外，還可以透過照鏡子看到自己減肥過程中每一步的努力成果。

　　在改變自己體重這件事上，鏡子起著十分重要的作用。因為想要減肥的想法不是自己無端萌生的。鏡子裡映出了現在自己的形象。這個形象被右腦捕捉後，就會向左腦傳遞資訊──「不是什麼可以稱讚的身材──需要做點努力了──減肥吧」。

　　假如這個世上沒有鏡子，那麼想要減肥的人數就會驟減了。因為看不到自己也就什麼事都沒有了，也就不會產生「還是減肥比較好」、「再這樣下去不減肥不行了」這樣的信號。

　　這也是與男性相比，女性對美容和減肥更敏感的原因。當然，男性中也有對減肥和美容敏感的人。稍微注意一下這些男性你就會發現，他們和一般男性相比照鏡子的時間要多一些。

　　比如時尚及影視工作者，大都是以「自戀狂」居多。他們大多不會有太胖的人。

　　變成了他們那樣的自戀狂之後，即便是路過玻璃窗，你都會瞟一眼自己的形象。這樣，你的愛美意識就會大幅提高，就

連風把髮型稍微吹亂了，你都會很介意，更加不允許在鏡子裡看到自己體型有一點點走樣。

你在照鏡子的時候一定也會好好審視自己吧，不會不知何從的糊裡糊塗的蒙混過去。

如果是這樣的話，那是很消耗時間的。所以，在改變自己這件事上，照鏡子是十分重要的。

身材超棒的芭蕾舞演員就經常照鏡子，然後審視自己身材。追求肌肉美的健美者也肯定會在力量訓練之後照鏡子看看自己健身的成果。

鏡子可以一目了然的向大腦反映你的外形。若是能到全身的鏡子就會每天向大腦反映你的身材。如果你沒全身的鏡子，那我勸你咬咬牙買一個吧。相比於那些昂貴的減肥器具和高額的瘦身美體中心費用，一塊鏡子已經是再便宜不過了。鏡子不但能幫助你有效減肥，還能長期使用，所以不算是浪費。

有了這個鏡子，你就要每天都去照一下，看看你的身材。這樣，你減肥的目標意識也就隨之提高了。

性格減肥法，找好你的型瘦身更加速

　　不同性格的人適合不同的減肥方法，掌握真正適合你的減肥方法，讓你減肥更加簡單。很多人的瘦身方案中，首要的一條就是節食斷食，而你是哪種類型的節食者，適合什麼樣的節食方法，還得「對症下藥」、「辯症施治」，才可將節食減肥進行到底。

1 · 善於交際型

　　你喜歡與他人交往，可以攜伴共同努力。那麼你比較適合高爾夫球、壁球和其他團隊運動或活動，這樣對愛溝通的你是十分有吸引力的。推薦減肥運動：健美操、紡紗、踏板操等。

2 · 獨來獨往型

　　你喜歡獨來獨往，不愛應付他人，不喜歡過多與人交流，社會交際行為讓你覺得很累。這樣的你，是不愛交際的「獨行客」，建議的減肥運動要偏溫和型的，如到公園打太極拳、游泳或長距離的散步。

3 · 超級工作狂

　　你是一個工作狂，工作忙碌並且你也願意去做，但是有時

候會因為太累而沒辦法做其他事情。這類人，他們的自發性很強，更喜歡快速運動，他們沒有時間去思考以及對運動感覺厭惡。大多數的團隊活動和球類運動是他們減肥的最佳選擇。你可以選擇跑步、拉單槓或者在跑步機上運動減肥，和朋友騎自行車、滑冰或登山等。

4 · 習慣計畫型

你喜歡做計畫，喜歡事情在控制的範圍內。你喜歡事情有序進行，不喜歡一驚一乍。那麼你必須選擇對自己有控制感的減肥運動來做，如各種舞蹈、太極拳、瑜伽、舉重，尤其是普拉提。

5 · 獨立自主型

你是一個百分之百的自我動力源，不用依靠別人的支持就能完成自己想要做的事。從理論上講，這種人有很好的自制能力和堅毅性，可以選擇那些需要自發去做的減肥運動，如跑步、舉重、騎自行車、游泳或太極拳等，基本的減肥運動都難不倒這類人。

6 · 依賴型

你必須在自我獎賞和他人的鼓勵下才能堅持下去。這類人依賴性較強，比較需要外部的動力，因此參加健身班會是讓你更容易成功的方式，如網球、武術、滑雪等減肥運動班。

7・注意力集中型

　　你可以輕鬆的集中精力，你喜歡努力工作。容易集中注意力的人可以選擇網球、壁球、複雜舞蹈或太極拳。如果你有強烈的競爭意識，那麼你也可以選擇各種團隊運動或武術。

8・三心二意型

　　你很容易分心、失神，並且難以集中精力在一件事情上太久。散步是最適合不容易集中精力的人的減肥運動。因為散步可以一邊欣賞風景，一邊讓你的思想天馬行空。散步還能進行人際交流。非常適合易走神的人來減肥。

血型減肥，將減肥進行到底

「人的血型決定他們身體所需要的食物類型」。這是美國著名的「自然療法」專家彼德‧達達姆醫生提出來的。彼德在他的《吃適合你血型的食物》一書中指出，為什麼有些人為了減肥，小心謹慎的少吃，結果體重照樣在增加，原因就是食物對人體的作用是因血型而異的，換句話說，人的血型決定了身體如何利用不同的食物。

對於不同人之間血清和紅血球細胞出現凝集反應的內在規律而產生了A、B、O、AB四大基礎血型，而血型瘦身飲食與此同理，因為食物中含有大量「外源凝集素」的蛋白質，它們與不同血型相遇就會起到凝集的作用，使能量的代謝作用惡化，集聚脂肪從而使人肥胖起來，而有的「外源凝集素」則有促進能量代謝的作用，防止肥胖。

1‧A型血的人容易走素食主義

A型血最早產生自農耕民族菜食主義階段，與O型血不同的是，A型血的人胃酸分泌較少，這使得他們消化肉類的能力就相對較差，如果大量進食肉類而又消化不良，就容易變成脂肪在體內大量堆積起來，造成肥胖，因此A型血的人要想瘦下來，一定要慎食牛肉、羊肉等肉類，最好以鮮魚和雞肉取而代之。

對於這類血型的人來說，如果想要減肥或增進健康，那麼食物應以蔬菜為主，其中最合適的是大豆等豆類食品，絕對不能缺少的是豆腐。特別是如果想減肥，那麼最好以植物性蛋白質來進行補充。瘦身食譜中加強對豆腐、穀物等植物性蛋白質的攝取，以補充體內不足的蛋白質。

飲食方式建議：

A型血的人適合在輕鬆愉悅的環境下用餐，因為其比較敏感，用餐時如果氣氛不愉快，就會大大影響心情，造成消化不良，導致肥胖。最佳的減肥方式是將目標降至可減成功的範圍內，採取素食飲食策略，並保持愉悅的心情，對煙酒、含酒精的飲料和辛辣及刺激性強的調味料退避三舍。營養師特別建議A型血的人每天喝一杯木瓜汁，以分解肉類中的脂肪及有害物質。

優質減肥食品：

橄欖油、紅薯、菠菜等綠葉蔬菜。

2．B型血：心情愉悅，少量多餐

與A型和O型相比，B型血是在人類史上出現較晚期的血型，最早出現在習慣於氣候和變遷的遊牧民族中，這類人基本上屬於身體強壯的那一類，擁有較強的免疫系統，易取得平衡，對心臟病及癌症等眾多現代疾病具有極強的抵抗能力。在吃的方面可以說是最受上天恩寵的一類血型，因為他們能消化各種美

味食物，無論是動物類還是植物類，幾乎什麼東西都能吃。但也有一些美味是他們碰不了的，比如番茄、玉米、雞肉以及大部分堅果及其種子，它們之中的血凝素會阻礙B型血的新陳代謝。對於想減肥的B型血的人，務必要遵守的準則是少量多餐，並保持心情愉悅，避免暴食暴飲。

B型血的人易暴食暴飲，以至於食物過剩，導致脂肪堆積，他們容易發胖的部位大多集中在腰和腿兩處，即人們常說的水桶腰。飲食規律要做到少量多餐，食物要量少質精，以減輕肝臟等消化器官的負擔，「進食只需八分飽，雖遇美食不貪吃」可謂他們的警句良訓。

優質減肥食品：

脂肪少的瘦肉、鱈魚等油量較多的魚。

特別提醒：蝦、蟹、雞肉等不要大量吃。

3．AB型血：均衡飲食，簡單烹飪

AB型血是最後出現在地球上的新型血液，是A和B混合型血，所以AB型血體質存有複雜又矛盾的特質。其對於飲食生活及環境的變化能夠隨機應變，既適應動物蛋白質也適應植物蛋白質，但這類人的消化系統較為敏感，容易發胖。基本上A型血和B型血的人不宜食用的食品，AB型血的人一般也不例外。但是需要注意的是，A型血人要避免的動物性蛋白質，並不會對AB型血人的身體有影響，吃羊排反而非常適合呢；但非常適合B型血的人的乳製品，對AB型血可沒那麼多的好處，吃多了會增加

2 **心理瘦身法：**
控制大腦，讓瘦身成為現實

身體脂肪的囤積，這也是AB型血減肥的陷阱。想要減肥瘦身AB型血人，應當遵守「均衡飲食、簡單烹飪」的原則，最好以豆腐、雞蛋新鮮蔬菜和水果為主，以乳製品和少量肉食做點綴，從而達到瘦身的效果！

飲食方式建議：

AB型血人的免疫系統不佳，必須要多攝取維生素C才行（比如檸檬，柚子等），它可幫助身體代謝機能提升，分解體內脂肪，削下來的果皮更可放入水中泡澡，真正達到內外瘦身的目的。AB型血可以選擇的烹調方式很多，蒸、煮、燒、燉、滷等都是烹調良方，但對油炸、油煎等食物須敬而遠之。

優質減肥食品：

蔬菜、新鮮的魚肉和雞蛋類食物。

4・O型血：大膽吃肉，少吃穀物

O型血人消化器官的工作能力很強，擁有對食物過剩作出反應的免疫系統。這類血型的人飲食中最不可缺少的是動物性蛋白質，也就是肉類及魚類等。因此大膽建議O型血人：想減肥，多吃肉。但所吃的不應該是肥肉，最好是瘦肉。凡是飼料中沒有使用化學物質的魚肉、牛羊肉和雞肉都很合適。至於魚類，營養師特別推薦食用北方海域所產的油多的魚。與消化動物蛋白和蔬菜的能力相比，O型血的人不易消化乳製品、豆類、麵點和穀物食品，這是導致他們肥胖的終極原因。穀物食品中的外

凝集素會妨礙0型血者的吸收，久而久之身體的脂肪就會堆積起來，慢慢變胖。因此，0型血的人晚餐最好避免米飯，平時應少喝乳製品，但每天要服用適量的鈣片以補充體內不足的鈣質。平時注意均衡攝取蔬菜水果等食物，以保持體內酸鹼平衡。

飲食方式建議：

0型血的人崇尚健康，因此一定「三餐定時」，不會出現饑一頓飽一頓的現象，但是吃飯常常「三口併兩口吃」，快速結束用餐，所以即使有很強的消化能力，但也會導致消化不良。0型血的人最應該細嚼慢嚥，讓食物充分和消化液結合。

優質減肥食品：

魚類、貝類、高麗菜。

星座瘦身，只屬於你的瘦身祕方

　　瘦一點，瘦一點，再瘦一點！對於女性來說，不要跟她說什麼「標準身材」，再瘦一點就是王道！瘦的女孩子希望透過衣服能顯示出自己的好身材，胖一點的女孩子也希望能透過合適的著裝讓自己顯瘦些。隨著秋冬的來臨，厚重的衣服似乎不可避免，怎樣才能穿出好身材呢？

　　其實，每個人的個性和喜好不同，所適合的減肥方法也是不一樣的。現在就給大家講講最特別的12星座減肥法，為你找到只屬於你的瘦身妙招，讓你輕鬆減肥。

1．摩羯座

　　魔羯得天獨厚擁有不易發胖的體質，若因為生活安逸而不小心發胖，也能成功減下身上的每一吋肥肉。就算再胖，她也不接受吃減肥藥這種傷身的事，會秉持超強的毅力，以長期抗戰的心情來照表操課。

　　減肥絕招：細嚼慢嚥讓消化順利。洗澡時的毛巾操，或起床後上床前原地跑步15至20分鐘。

2．水瓶座

　　強調自然就是美的水瓶，並不會刻意保持身材，就算是她

瘦身**大拼圖**，拼出最適合妳的 王道減肥法！

已胖到一個程度了，仍然會很有自信的穿著一身辣妹裝上街。維持身材的方法僅僅是因為她吃得不多而已，而且她的飲食習慣往往不太正常，可能一整天都狂喝咖啡，每天吃的唯一一餐又是有什麼就吃什麼，而把腸胃給搞壞了。再加上她的腦部活動很大因而不易發胖。

減肥絕招：可以借著調整飲食習慣、勤跑三溫暖的方式讓自己健健康康的瘦下來。

3 · 雙魚座

身材勻稱的雙魚體重極具可塑性，擁有讓體重伸縮自如的能力。愛美的她很少會讓自己胖到不行，除非內分泌有問題因而屢減不下。基本上只要能做到「超過9點就不吃東西」的原則就能達到減肥的目的了，若是能再加強新陳代謝就會更有效果。

減肥絕招：以少吃、吃水果餐或是「談戀愛」的方式，都能讓她順利地瘦的很美麗。

4 · 巨蟹座

巨蟹擁有易胖的體質，連眼部都很容易水腫。其實她只要少吃零食，多吃低熱量、高纖維及少油膩的食物，就可以很快瘦下來。但是要注意菜色不可極端到都沒有味道，否則會讓她食不下嚥。對巨蟹來說最困難的不是減肥的過程，而是如何維持苗條的身段。

減肥絕招：必須冷卻對濃稠食物的熱情，在飲食上做好以

減肥為目的的長期抗戰。

5‧獅子座

四體不勤、不愛運動的獅子，很容易因為應酬過多而在短時間內從模特兒身材變成水梨狀，她的肥肉都是囤積在小腹及整個下半身。當她步入社會，可以決定自己要穿什麼時，就會因為反正可以不用穿裙子了，而開始用寬鬆的褲子來遮掩自己越來越粗壯的臀和腿。

減肥絕招：把發胖前後的照片一起貼在自己容易看到的地方，將可以大大刺激她的減肥意志力。

6‧處女座

處女座的身材分為兩類：完全放棄型、小心謹慎型。她若是篤定外在美根本就不重要，就會開始放任自己的體重，但是多數的處女座對身材都很神經質，可能手臂胖了一點就拼命塗抹減肥霜。

減肥絕招：均衡飲食搭配代餐就可以讓她健康有效的瘦下來。

7‧天秤座

天秤的意志力無法對付減肥這種需要長期抗戰的事，唯有借著號召大家一起減肥才能產生激勵的效果，這樣一來，朋友就不會老是挑好吃的餐廳了，因為她只要進了餐廳就會直接點

瘦身大拼圖，拼出最適合妳的！王道減肥法！

招牌菜，否則就會有白來了的感覺，是身軀容易肥胖的類型，一旦胖起來就顯得身軀是圓的，但四肢和臉蛋卻都還維持原來的姣好，所以一不小心，衣服就開始越穿越大而不自知。

減肥絕招：天秤是懶人瘦身法的擁護者，希望自己只要趴著讓別人幫她按摩瘦身就好，別累了自己。

8・天蠍座

天蠍對自己的身材擁有絕對的主導權，胖和瘦都操之在己。意志力超強的她會像個苦行僧般持之以恆的進行減肥計畫，甚至會用激烈的斷食法來快速達到瘦身目的，讓別人有「你怎麼瘦啦！」的驚豔。

減肥絕招：最有效的減肥法就是用激將法來刺激她的「自尊心」，別人越說她辦不到，天蠍就更要賭一口氣。

9・射手座

當一個對身材毫不注意的射手終於決定要減肥時，一定要讓她覺得這是件「有趣」的事，否則一旦她覺得枯燥無聊，一切不過是在為減肥而減肥時，只是又一次減肥失敗的開始罷了。最好的方法，就是請健身教練專門設計一門課程，簡單又方便的那種，活力有氧聽來蠻有趣的，或像西班牙舞這種既可以玩又能展現肢體美的，都是好法子。

減肥絕招：射手天生就有腿粗、屁股大的傾向，最好借著泡澡來加速新陳代謝，還有要多活動下半身，才不會下盤越來越難減。

2 **心理瘦身法：**
控制大腦，讓瘦身成為現實

10 · 雙子座

雙子最大的煩惱不是胖，而是「沒線條」，雖然可能擁有一雙傲人的修長雙腿，但是卻深受直筒腰和形狀不明顯的胸部所困擾。應該把重點放在雕塑身材上，不妨用束衣、魔術胸罩或是調整型內衣修飾出胸和腰的線條，不過，雙子對這種有束縛感的東西又會覺得很不屑。

減肥絕招：唯有在忙於工作或是心裡懸著一些事情而開始失眠或是飲食不正常時，她才會真正的瘦下來。

11 · 白羊座

對於身材健美的白羊來說，最難瘦下來的就是那雙腿了，過度的走動讓她養成了一雙蘿蔔腿，而她又沒有耐心去擦減肥霜或是做抬腿運動，因此可能全身都瘦下來了，唯獨小腿還是相當的「健壯」。

減肥絕招：不要猛吃東西來減壓。上下班提前兩站下車，多走樓梯少坐電梯。

12 · 金牛座

金牛最讓女人嫉妒、讓男人傾心的就是那一身穠纖合度的好身材，但是那一點點肉的身材若是稍不注意飲食就會顯得胖了，尤其家裡附近若是剛好有個價廉物美的餐館，更會加速她的肥胖。

減肥絕招：不妨養成每天上下班時走15分鐘的路程，每餐吃七分飽就好。她很適合這種緩慢、不會對生活習慣造成太大改變的自然減肥法，可以讓她在半年內就瘦個6公斤了。

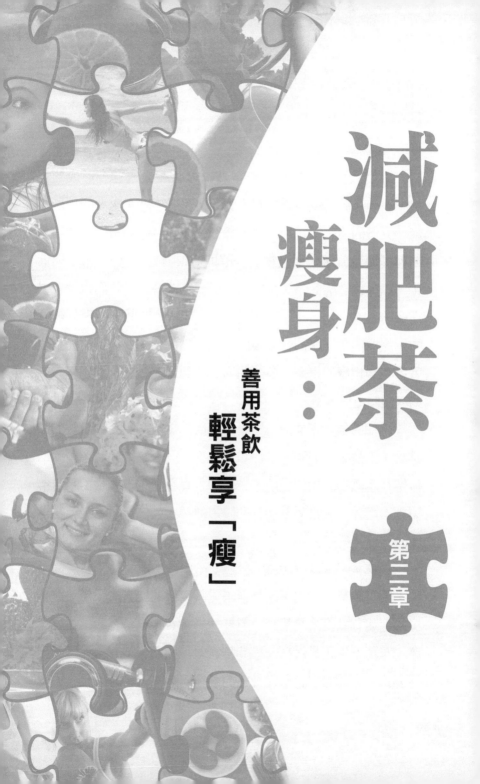

減肥茶

瘦身⋯⋯

善用茶飲

輕鬆享「瘦」

第三章

為什麼喝茶就能減肥

　　引發人體肥胖的原因有很多，而營養攝入過多形成的堆積，以及多餘營養物質代謝不完全便是其中非常重要的兩個因素。人體的消化系統決定著人體的代謝速度和品質。食物消化的前提便是分解，而食物的分解則需要多種多樣的　來參與催化，如果沒有酶的話，食物的分解便無法進行，代謝也就會變得十分緩慢，甚至都無法發生。而喝茶能夠幫助人體分解食物，完成消化。酶的含量高，消化速度就會加快，代謝品質也就會得到相應的提高，多餘的物質得到了充分的排泄，就不容易在體內造成堆積。

　　這個時候，茶便成為了不可或缺的了。因為茶中所含的咖啡鹼、肌醇、葉酸和芳香烴類化合物，一旦進入人體，多餘的滯留在組織細胞中的脂肪、膽固醇就會在產生過氧化前被分解而排出體外。經常喝茶能有助腸道通暢，排便規律，是非常健康的排毒減肥方法。

　　而透過花草茶來減肥更是越來越受到廣大女性朋友的青睞。因為聰慧的女人，就是懂得愛護自己的女人，不僅要讓自己的生活有品質、有情調，還要懂得投資，投資青春、投資美麗。花草茶就正是這樣一種非常有效，同時又很有女人味的美體方式。它透過內養來從身體的最深處為女人帶來轉化，因此

瘦身**大拼圖** 拼出最適合妳的！
王道減肥法！

可以說花草食材就是讓人真正美麗的法寶。

具體來講，花草美容具有三大功效：

第一，花草美容沒有毒副作用。

我們經常可以看到有些化妝品上標有「如有不適請立即停止使用」、「過敏者慎用」等字樣。一般而言，化妝品中含有大量的化學成分，容易引起不良反應。而透過花草來美容，或吃或抹，既不會像化妝品那樣導致皮膚過敏，又簡便易學、廉價實用。

第二，花草是從根本上來達到美容效果的，化妝品則治標不治本。

花草是透過調節人體內的陰陽平衡、安撫臟腑、保養氣血等達到美容效果的。一個人只有從花草中攝取足夠的營養，才能使臟腑順安、氣血旺盛，皮膚也才會光滑、柔嫩、富有彈性，臉色紅潤。就如同鮮花需要陽光、空氣、水和肥沃的土壤一樣，善於給自己補充營養的女人才能有活力，才能真正由內而外的美麗。

第三，花草美容可以受益一生。

透過花草來美容雖不能立竿見影，但從長遠來看它可以讓人受益一生。每個人都不能拒絕衰老，衰老只是或早或晚的事情，花草則可以讓衰老來得更晚一些。化妝品就不一樣了，它能幫得了我們一時，卻幫不了我們一輩子。

花草美容，是一種既經濟又有效的美容魔法，聰明的你一定能體會這其中的奧祕。那就挑揀你身邊的花草食材，來一場徹底的變身魔法吧！

飲茶減肥自古已有

　　人類最健康的飲料是茶，而女人最經典的飲品是花，古人有「上品飲茶，極品飲花」的說法，現代更有「男人品茶，女人飲花」的流行時尚。

　　女性朋友熱衷於「喝」花草茶的主要原因，不僅僅是因為花草茶具有獨特的美容護膚作用，同時更是因為其可以減肥瘦身。營養學專家認為，常喝鮮花茶，可調節神經，促進新陳代謝，提高身體免疫力，其中許多鮮花可有效的排毒消腫、分解脂肪，常飲可以減肥去脂，令人重現迷人的身段。

　　其實花草減肥保健的歷史是非常悠久的。中國第一本藥草志《神農草本經》中記載了三百多種藥物，其中收錄了大量的具有瘦身和保健作用的花卉品種。遼金時代的蕭太后，經常沖泡金蓮花飲用，因而身段苗條，皮膚白皙，中年以後依然顯得青春亮麗。清朝宮廷飲用花卉茶就更是非常盛行了，尤其推崇採自塞外壩上的金蓮花。康熙皇帝御筆題詞「金蓮映日」以表讚賞之情，並列為宮廷貢品。乾隆皇帝在《御制熱河志》中封金蓮花為「花中第一品」。

　　花草茶主要以植物的根、莖、葉或花皮等直接或經烘焙後沖泡而成。一般來說，花草茶都含有豐富的維生素C，維生素B2，葉酸，鐵，鈣等成分，具有緩和身心、鬆弛神經、美容

美體的功效。例如，薰衣草茶，有助放鬆心情、舒緩情緒對失眠亦有幫助。檸檬草可以幫助消化、桂花養聲潤肺、玫瑰花去脂，瘦身則有茉莉花、金銀花、洛神花等。

純天然的花草茶完全不含咖啡因和人工添加劑，即使天天飲用，長期下來，也不會對身體造成負擔，因此有「天然的健康飲品」的美譽。花草茶是追求高品質生活的女士朋友作為日常養身、養顏、養神、養心的天然飲品。

而藥草茶則是另外一種具有悠久應用歷史的減肥妙方了。顧名思義，藥草茶指的便是在中醫理論的指導之下，利用天然中藥的保健效果，將其沖泡成茶飲。由於藥草本身就具有某些保健治療的功效，其中不乏一些能夠用來減肥美體的妙藥。

和氣功、針灸一樣，藥草茶同樣是中醫學的一部分。至今已有上千種漢方藥草茶，又被稱為「藥茶」、「茶劑」，採用沖泡或煎煮的方式，作為防治疾病用的茶方。

中國是在唐代開始製作藥茶的。《外台祕要》的「待茶新飲方」一節當中就有藥茶的製作、使用法和主治疾病的記載，開創藥茶正式製作之先例。《食療本草》中也有以藥茶治療「腰痛難轉」、「解毒下痢」的記錄。但根據《廣雅》記載，西漢前，就有人把採摘的茶葉製成茶餅，調煮時，將之烤成紅色，搗成粉末置入瓷器中，注入熱開水，加上蔥、薑、橘皮為配料後飲用，用以提神醒腦。此為製作藥茶的最早記載。

藥草茶本身能調理五臟機能、調整體質、滋補強壯、延年益壽，並且還具有男女老少皆宜、少有副作用的優點，並且

藥草茶的茶材能夠長期保存，藥草茶製作起來又很容易，所以說，對於忙碌的現代人來說，透過藥草茶進行保健、美體，實在是一個很不錯的選擇。

茶飲的最佳伴侶

在瞭解了茶飲的功效之後，還不要馬上急著去飲茶，因為還有一點常識是需要瞭解的，那便是在飲茶的時候需要哪些伴侶，這些伴侶應該怎樣去應用，最後可以收到什麼樣的效果，都要做到心中有數才行。

蜂蜜

作為一種最常用的滋補品，蜂蜜這種天然的滋養食品當中富含了多種營養。蜂蜜當中含有多種無機鹽，這種無機鹽是與人體血清的濃度相近的。除此之外，還有維生素、鐵、銅、鈣、錳、鉀、磷等多種有機酸以及其他一些有益於人體健康的微量元素。果糖、葡萄糖、澱粉酶、氧化酶以及還原酶等營養成分同樣在蜂蜜當中有所包含，所以蜂蜜還具有滋養、潤燥和解毒的功效。

冰糖

冰糖是一種高級食品甜味劑，能夠有效的調劑口味，增強飲品的口感，中醫認為，冰糖具有潤肺、止咳、清痰以及驅火的作用。

紅糖

紅糖當中除去含有蔗糖之外，還含有少量的鐵、鈣以及胡蘿蔔素等物質。雖然紅糖當中雜質較多，但是它的營養成分卻保留得較好。紅糖能夠很快的釋放能量，具有很高的營養吸收利用率。中醫認為其可以健脾暖胃、活血散寒，對於婦女由於受寒體虛而導致的痛經症狀具有很好的療效。

醋

醋不僅僅是日常餐桌上的調味佳品，同時其還具有非常不錯的美容功效。醋之所以具有美容功效是因為其主要成分是具有很強殺菌作用的醋酸，能夠很好的保護皮膚和頭髮。除此之外，醋中還含有非常豐富的鈣、氨基酸、B群維生素、乳酸、琥珀酸、葡萄酸、甘油、糖分、醛類化合物和一些鹽類，這些都是能夠營養皮膚的成分。

薑

現代科學研究表明，除去作為調味品之外，薑還具有非常好的保健作用，薑中含有能夠有效治療腸胃疾病、傷風感冒、風濕痛以及噁心嘔吐等疾病的成分，食用薑可以增強人體的免疫能力。

紅棗

有著「百果之王」之稱的紅棗是一種營養佳品。紅棗含有

豐富的維生素A、B群維生素和維生素C等多種人體所必需的維生素以及18種氨基酸、礦物質。除此之外，紅棗當中維生素P的含量也非常高。中醫認為，紅棗味甘性溫、歸脾胃經，能夠補中益氣、養血安神、緩和藥性。現代藥理學則認為，紅棗當中富含蛋白質、脂肪、有機酸、維生素、微量鈣以及多種氨基酸等豐富的營養成分。

枸杞

枸杞性平味甘，能夠補腎益精、養肝明目、滋脾潤肺，其根、莖、籽皆可入藥。現代醫學認為，在成熟的枸杞當中，含有豐富的鈣、磷、鐵，除此之外，還含有十幾種氨基酸以及多種維生素，其中，甜菜鹼是枸杞所特有的營養成分。在日常生活當中，經常飲用枸杞茶，能夠有效的延緩老化，調節血糖、血脂，調整神經活動，具有促進肝細胞新生以及增強免疫力等多種功能。

在對這些飲茶過程當中的好伴侶具有了一定的瞭解之後，便可以根據具體的需要以及個人的口味，在飲茶過程當中進行添加了，相信一定可以為你的茶飲之旅增色不少。

與飲茶有關的九件事

　　飲茶當中還具有九個注意事項，這直接決定著茶的效果能否得到很好的發揮，所以，一定不可以對這些事項掉以輕心，要牢牢的將其記在心裡才好。

冷泡茶可以減少咖啡因

　　一般情況下，孕婦，兒童，心臟病、消化性潰瘍患者以及對咖啡因敏感的人是不適合飲茶的。不過，如果非喝不可的話，這個問題是有辦法解決的。具研究顯示，茶湯在進行12個小時的冷泡之後，其咖啡因的含量便只有熱泡5分鐘的1/3，如果以上這些人非要喝茶的話，便可以試一試咖啡因含量變少的冷泡茶。

不要過量加糖

　　這個問題主要是針對市面上流行的茶飲料來說的。目前市面上流行的茶飲料，分為全糖、半糖、微糖以及無糖這四種，在飲用的時候一定要分外注意。加糖的茶飲料，熱量都會比較高，這樣的話，糖尿病、高血脂以及減肥的人便不適合喝了。

不要加入過量的奶

在飲用西式奶茶的時候儘量用低脂的鮮奶來取代奶精或者是奶油球，以避免攝取過多的熱量。

注意保存

在對茶進行保存的時候要特別注意，尤其是花果茶，由於果粒當中含有較多的水分，所以非常容易受潮，滋生黴菌，這種情況下，使用乾燥機或者是將茶放到冰箱當中都是很不錯的選擇，不過即便是這樣，也一定要注意茶的保存期限，無論哪種茶都要注意。

飲用不要過量

根據調查研究顯示，只要每天都持續飲茶便能夠收到養生保健的效果，並且飲茶最好是依照個人的具體情況來對攝取量進行決定，如果已經影響到了睡眠或者是出現了不適的症狀，就要注意減少茶的攝入量。

避免飯後立即喝茶

茶當中具有單寧成分，這種成分會降低鐵質的吸收，如果在飯中或者是飯後喝茶的話，會影響到對飲食當中鐵質的吸收，影響的比例甚至有可能會高達65%。

不宜作為運動後的水分補充

由於茶具有利尿的作用，所以最好不要在運動之後，或者是水分流失的時候飲用，因為那樣不僅不利於為人體補充水分，反而更會加快體內水分的流失。

不要以茶配藥

茶中所含的單寧成分會與某些藥物，比如說補鐵劑、氟化恩、菎類抗生素以及四環黴素抗生素產生反應，這樣便會產生沉澱作用影響到藥效，令人體對此類藥物的吸收減少。

避免熱泡太久

時間過得越長，茶中的單寧成分便會釋放得越多，所以一定要注意避免喝那些被熱水浸泡過久的茶，所以說，隔夜茶不能喝。

掌握了這九個注意事項之後，就可以開心的開始飲茶了，相信收到的不僅僅是瘦身後的樂趣，還有對茶、對生活的美好感悟。

瘦身大拼圖，拼出最適合妳的！王道減肥法！

蜂膠桃花茶：清除便祕，蕩滌痰濁

　　提起中國古代的美女，恐怕沒人不知道「環肥燕瘦」的說法。唐玄宗的貴妃楊玉環身材豐腴、漢成帝的皇后趙飛燕身材清瘦。但是過猶不及，過於肥胖不僅使人缺少風姿，而且影響身體健康，因此有必要進行減肥。即使是楊貴妃，也是採取過減肥瘦身的措施的。但是她的減肥卻是出人意料的簡單，而效果又很好。那麼楊貴妃用的是什麼減肥方法呢？

　　那就是桃花。以川桃花10克泡水，經常飲用。不但能減肥，而且能使臉色白裡透紅。川桃花是四川產的一種桃花，很多藥房均有售賣。

　　這種方法也被中醫所證實為有效。《千金藥方》裡記載：「桃花三株，空腹飲用，細腰身」。《名醫別錄》載：「桃化味苦、平、主除水氣、利大小便，下三蟲。」這均說明桃花有安全減肥的作用。

　　桃花之所以能減肥，是因為它具有蕩滌痰濁，使之從大便而出的功效。李時珍《本草綱目》認為「走泄下降，利大腸甚快，用以治氣實人病水飲腫滿、積帶大小倒閉塞者，則有功無害」。可見桃花有去水消胖、減肥的作用。

　　關於桃花減肥還有一個神奇的傳說，相傳炎帝（神農氏）為解世人的疾病之苦，跋山涉水，遍嘗百草，經常要穿行在荒

野之中，有時一天要嘗70多種有毒的草藥。有一天，他來到桃花洞神龍谷一帶（湖南安仁，今炎帝陵附近），驚見當地村女美若天仙，比比皆是。仔細詢問之下，得知當地女子喜歡用山中的鮮桃花、茶樹油等草藥炮製藥液飲用，同時還將其浸泡於山泉水中，用於潔面、沐浴。天長日久，這一帶的村女人人皆是膚如凝脂、身若楊柳。炎帝十分驚異於桃花的瘦身功效，於是，獨往桃花洞中，認真比對南北桃花的區別和功效，終於研製出了瘦身妙方。用了炎帝的方子，女子不僅容貌美豔，而且減肥功效同樣神奇。

這個傳說雖然誇大了桃花瘦身的作用，但至少說明，利用桃花瘦身，古已有之。不過，《本草綱目》中又告誡人們：「桃花，性走泄下降，利大腸甚快……若久服即耗人陰血，損元氣。」所以透過服食桃花瘦身的人，還要根據自身的身體狀況選擇。

新鮮的桃花非常不容易保存，所以一般是將桃花摘下陰乾。陽春三月（每年農曆三月初三日）桃花盛開，此時採摘（採集東南方向枝頭上的桃花）下桃花瓣，陰乾後，裝入乾淨的容器中，以備時用。

另外，可以在桃花茶中加入蜂膠，這樣會收到更好的減肥效果。

蜂膠具有良好的減肥效果。這是因為蜂膠當中的總黃酮分子量小，並且具有很強的代謝活性，能夠被人體迅速吸收，順利的進入到脂肪細胞組織當中，促進脂肪的分解，優化細胞

瘦身大拼圖，拼出最適合妳的！王道減肥法！

線粒體氧化磷酸化的過程,這樣便可以提高脂肪代謝和能量轉換的效率,促使脂肪積累量減少。在氧化磷酸化的過程當中,局部脂肪被分解成了二氧化碳和水,在氧化過程當中釋放的能量,以高能化合物ATP的形式儲存起來。然後再根據生命運動的需要,以多種形式來促進能量轉移和利用的實現。

在日常生活當中,我們所吃的豬油、羊油、牛油、花生油、菜籽油等各種油類都是脂肪。這些食物產生大量的脂肪,由於脂肪的主要生理功能是供給人體熱量作用。脂肪在人體內氧化後變成二氧化碳和水,放出熱量。由脂肪所產生的熱量約為等量的蛋白質或碳水化合物的2.2倍。由此可見脂肪是身體內熱量的重要來源。人體所需熱量有一半以上是由脂肪氧化代謝而來。斷食後,能量的85%以上來自於脂肪氧化代謝。在長時間運動和饑餓時,肝外脂肪動員增加,其分解產物進入肝臟,經過糖原異生作用,轉化為糖原,再分解為葡萄糖,維持血糖濃度,經氧化代謝,分解為二氧化碳和水,同時釋放能量,供身體消耗利用。

肌肉運動所產生的乳酸以及肌肉組織蛋白的分解產物,也經過肝臟的糖原異生作用,轉化為糖原,分解為葡萄糖,經氧化代謝,分解為二氧化碳和水,同時,釋放出能量。

蜂膠能夠對肝臟功能起到明顯的改善作用,並可有效調節脂肪氧化代謝過程,脂肪氧化代謝不充分而產生的酮體減少,高酮血和酮尿症狀明顯緩解,這便是蜂膠減肥的功效。

並且蜂膠產品還具有另外一個非常重要的作用,那就是雙

向調節食欲的作用，當人出現食欲不振或者是營養不良的狀況時，食用蜂膠可以增進食欲，改善消化系統吸收功能；當人的食欲旺盛或者是營養過剩的時候，食用蜂膠可以抑制食欲，促進排泄，這樣人體內的脂肪積累便可以受到影響了。

所以說，在桃花茶中加入蜂膠，可以使桃花茶的減肥瘦身功效升級。不過有一點需要大家注意的是，桃花為峻下破血之藥，孕婦及月經量過多的人，要謹慎飲用桃花茶。並且在剛開始飲用桃花茶的時候一定要嚴格控制用量，如果出現腹瀉的話，便應該停用3日，再用時，從用量減半開始，如無腹瀉，可維持常量。

瘦身大拼圖，拼出最適合妳的！王道減肥法！

金銀花茶：去除虛胖，調理脾氣

　　內經中曾經講到過，脾主四肢肌肉，如果脾氣虛弱的話，人便會四肢微軟無力，而且脾主運化，如果脾功能失調導致水濕停住在體內的話，就會表現為虛胖水腫，局部（大多數為下肢）肥胖，大便不通等！所以要想避免脾功能失調所導致的水腫肥胖的話，便一定要照顧好脾。並且這個時候就要注意，一定不可以透過節食來減肥，因為節食會使脾在體內空運化，久而久之，脾的運化功能就會失調，當身體攝入食物時也無法運送到身體各部位，從而造成體內垃圾堆積，人就會越來越胖。

　　可能有人要問了，怎樣才能夠做到既保養脾，又不用節食還能夠減肥呢？其實這個時候，只要有金銀花茶就足夠了。

　　取金銀花（或鮮品）5～10枚，先將金銀花以水沖淨，再加沸水浸泡15～30分鐘，即可成一杯清香淡雅的金銀花茶。常飲金銀花可以清熱去火，不僅能夠防治內熱外感，還具有除水腫輕身的效果。

　　李時珍在他的《本草綱目》中對金銀花進行過這樣的描述：「久服輕身，長年益壽。」

　　金銀花為忍冬科植物忍冬、紅腺忍冬、山銀花或毛花柱忍冬的乾燥花蕾或帶初開的花，《名醫別錄》把它列為上品。據有關文獻記載，金銀花在我國已有2200多年栽植史。早在秦漢

時期的中藥學專著《神農本草經》中，就載有忍冬，稱其「淩冬不凋」；金代詩人段克詩曰：「有藤鷺鷥藤，天生非人有，金花間銀蕊，蒼翠自成簇。」金銀花的採集頗有講究，須在晴天清晨露水剛乾時摘取，並及時晾曬或陰乾，這樣藥效才佳。

中醫認為，金銀花性寒、味甘、氣平，入肺、心、胃三經，具有清熱解毒、驅除水腫的功效，《本草綱目》中記載：「金銀花，善於化毒，故治癰疽、腫毒、瘡癬……。」因此，金銀花常用於治療溫病發熱、風熱感冒、熱毒血痢、癰瘍等症，同時飲用金銀花茶還能夠收到減肥的效果。

金銀花泡水，是夏季常見的涼茶，其微苦回甜之味。但是因其性寒不宜長飲。陽虛體弱之人須慎用。

玫瑰花茶：潤膚瘦身，理氣和血

關於玫瑰花名字的由來，在《說文》中有「玫，石之美者，瑰，珠圓好者」；司馬相如的《子虛賦》中也有「其石則赤玉玫瑰」的說法。因其香味芬芳，嫋嫋不絕，玫瑰還得名「徘徊花」；又因每插新枝而老木易枯，若將新枝它移，則兩者皆茂，故又稱「離娘草」。玫瑰不僅展現出一種隱藏於堅韌中的絕代風華，更是一味養血調經的良藥。中醫認為其味甘、微苦，性溫，入肝經、脾經、胃經。能夠疏肝解鬱、理氣調中、行淤活血，可以用來治療乳房脹痛，月經不調，赤白帶下，脅肋，泄瀉痢疾，跌打損傷，風痺以及癰腫等症。

取玫瑰花蕾3～5克，氣虛者可加入紅棗3～5枚，腎虛者可加入枸杞子15克，用沸水沖泡5分鐘後飲用，芳香怡人，有理氣和血、舒肝解鬱、潤膚養顏、瘦身美體等作用。在飲用的時候還可以根據個人的口味，調入冰糖或者是蜂蜜，以減少玫瑰花的澀味，加強功效。

玫瑰之所以能夠具有瘦身的功效，完全是因為其芳香甘美，讓人神清氣爽，可以活血化淤，對肝臟和脾臟都有好處，還對肝及胃具有調理作用，玫瑰花喝多了，有利於氣血運行，能夠利尿，這樣的話便可以及時地將人體內積存的水排除體外，從而避免了由於水腫而導致的肥胖。同時，玫瑰還具有疏

肝解鬱的作用，能夠保護肝臟，促進新陳代謝，有強效去除腸胃道油脂的作用，這樣便有助於促進身體的排毒消腫，可以起到一定的減肥效果。在讓自己的臉色和花瓣一樣紅潤起來的同時，還可以使你收穫苗條的身段。

用作美容美體的玫瑰，應是玫瑰初放時的花朵。玫瑰的芬芳來自它所含的約萬分之三的揮發性成分，它豐富鮮豔的色彩來自所含的紅色素、黃色素和 β-胡蘿蔔素等天然色素。此外，尚含槲皮 、脂肪油、有機酸等有益美容的物質。在每年的5～6月期間，當玫瑰花即將開時，分批摘取它的鮮嫩花蕾，再經嚴格的消毒、滅菌、風乾，幾乎完全保留了玫瑰花的色、香、味。

玫瑰不僅可供飲用，其花蕾還可以提取玫瑰油，果實富含維生素可作天然飲料及食品。用科學方法加工而成的玫瑰花幹，具有顏色鮮豔、味香等特點，可製成玫瑰酒、玫瑰露、玫瑰醬，同樣具有清熱消腫、減肥美體的奇特功效。 雖然玫瑰具有去脂的作用，但是也不要一次弄得太多太濃，不然會有腹痛、水瀉的現象出現。初期可以一天飲用一兩杯，等到腸胃適應以後便可以將其當成茶來喝。

需要注意的是，玫瑰花最好不要與茶葉泡在一起喝，因為茶葉中有大量鞣酸，會影響玫瑰花舒肝解鬱的功效。此外，由於玫瑰花活血散淤的作用比較強，月經量過多的人在經期最好不要飲用。

芍藥茶：輕身健體，清理毒素

　　古人評花，牡丹第一，芍藥第二，謂牡丹為花王，芍藥為花相。芍藥花，性味苦酸、涼，入肝經，具有補血斂陰、柔肝止痛、養陰平肝的功效，可用於瀉痢腹痛、自汗、盜汗、濕瘡發熱、月經不調等症，不過，可能大多數人都不知道，芍藥還具有塑身的功效呢。如果想要減肥的話，只要常飲芍藥茶就好。

　　取一茶匙乾燥的芍藥花瓣，用一杯滾燙的開水進行沖泡，燜約十分鐘後即可；可酌情加入紅糖或者是蜂蜜飲用。長期飲用芍藥茶可以有效的輕身健體，美麗容顏。

　　芍藥是中國栽培歷史最悠久的傳統名花之一，每年4～5月開花，色澤鮮妍絢麗多彩。宋鄭樵《通志略》記載：「芍藥著於三代之際，風雅所流詠也。」據載：芍藥猶綽約也，美好貌。此草花容綽約，故以為名。

　　南北朝傑出的醫學家陶弘景開始把它分為白芍、赤芍兩種。芍藥根藥用有白芍、赤芍之分。一般認為，芍藥野生品的根直接乾燥就是赤芍，而栽培品的根去皮水煮後即為白芍。赤芍為清熱涼血藥，味苦、性微寒，歸肝經。具有清熱涼血，散淤止痛的功效，主治熱入營血，斑疹吐衄，跌打損傷，經閉症痕，癰腫瘡毒，目赤翳障等。白芍具有養血斂陰、柔肝止痛之

功能，主治肝血虧虛，月經不調，肝脾不和，胸脅脘腹疼痛，四肢攣急，肝陽上亢，頭痛眩暈等症。

由於芍藥能夠促進人體血液循環，有助於將淤血排出體外，所以能夠清理體內毒素，這樣的話，芍藥就不僅能夠使容顏紅潤，同時還可以具有減肥的功效了。

由於芍藥花具有一定的毒性，所以芍藥花茶一定要在對症的情況下才能飲用，使用之前最好諮詢專業人士，不能夠隨便亂喝。

瘦身大拼圖，拼出最適合妳的！王道減肥法！

荷葉決明子茶：利水消脂，清暑化濕

在這個講究骨感美的時代，每個女人都想做趙飛燕，希望自己能夠瘦一點、再瘦一點，為了實現自己越來越苗條的理想，很多女人嘗試了各種方法：節食、運動、藥物、甚至各種我們意想不到的方法，可謂「無所不用其極」，但是效果往往不盡如人意，伴隨而來各種副作用也足以令人苦惱。可是，減肥真的有那麼難嗎？

中醫理論講天人相應，人應該順應四時變化，來調養身體，調理飲食，調理五臟，調整身體的氣血以保持陰陽平衡。肥胖其實就是一種身體陰陽失衡的表現。人稟賦先天之精，離開母體後，依賴的是五穀等食物的攝入，維繫著自己獨立的生命。「脾胃為後天之本」，我們後天生命的維繫都要依靠脾胃對食物的消化吸收。如果脾胃的功能發生紊亂，就會影響我們整個人體的機能，導致陰陽失衡，反映到人體可能就是變瘦或者變胖，進而衍生其他疾病！

其實，如果你想要健康、有效減肥的話，也並不是什麼困難的事情，只要喝荷葉決明子茶就可以了。將乾荷葉10克或者是鮮荷葉20克放在茶壺或大茶杯裡面，倒上開水悶五六分鐘就可以飲用了。這樣泡出來的荷葉茶減肥效果最好，只喝第一泡的茶湯，再泡減肥的效果就差多了。最好是在飯前空腹飲用。

荷葉茶中也可以放陳皮（3克），有理氣化痰的功效。

中國自古以來就把荷葉奉為瘦身的良藥。《本草綱目・草部》記載，「荷葉，性溫平，味辛，無毒，入心、肝、脾經。清熱解暑，升發清陽，除濕祛淤，還有利尿通便的作用。」

中醫認為，荷葉味苦，性平，歸肝、脾、胃經，有清熱解暑、生髮清陽、涼血止血的功用，鮮品、乾品均可入藥，常用於治療暑熱煩渴、暑濕泄瀉、脾虛泄瀉以及血熱引起的各種出血症。而荷葉的祛火功能讓它成為當之無愧的養心佳品。

荷葉還具有降血壓、降血脂、減肥的功效，因此，高血壓、高血脂、肥胖症患者可以將荷葉作為日常保健品來使用。

荷葉具有優秀的減肥功效，那是因為荷葉中含有荷葉鹼。荷葉鹼是荷葉中的一種生物鹼。它一方面能夠有效分解人體內的脂肪，並將其強勁排出體外。另一方面還能在人的腸壁上形成隔離膜，阻止脂肪的吸收和堆積。另外，如果荷葉鹼長期積在人體內，還能幫你戒掉葷腥油膩食物，改善油膩飲食習慣。在透過荷葉茶減肥期間沒有必要節食。因為喝了一段時間荷葉茶之後，對食物的喜好自然就會發生變化，很多人也就不太愛吃葷腥油膩的食物了。

對於真正因肥胖給工作生活帶來困擾的人，一杯清清荷葉茶，祛濕減肥去心火，是最安全有效的減肥良法，讓有肥胖之苦的人既不用刻意節食也不用亂吃減肥藥，尤其適合年輕女孩。但有些體型適中的女孩也想減肥，其實是沒有必要的，健康才是真正的美。

瘦身大拼圖，拼出最適合妳的！王道減肥法！

葛根茉莉花茶：消腫解毒，補氣補血

茉莉花是一種非常受大眾歡迎的花兒，它不僅潔白芬芳，同時還具有一定的藥用價值，作為木犀科灌木植物茉莉的花，茉莉花又被稱為柰花，同時也可以寫作末莉、末麗。在江蘇、浙江、福建、臺灣、廣東、四川以及雲南等地均有分佈。

茉莉花主要成分為苯甲醇及酯類、茉莉花素、芳樟醇、芳樟醇酯等，性溫，味辛甘，具有理氣止痛、溫中和胃、開鬱辟穢、消腫解毒功效。現代藥理研究表明，茉莉花還有強心、降壓、抗菌、防輻射損傷、增強身體免疫力、調整體內荷爾蒙分泌、醒腦提神的功效。

另外，茉莉花還可以和其他原料一起製成葛根茉莉花茶，這種茶是可以幫助胖人減肥的。

取茉莉花1大匙、葛根10克、黃耆7.5克、荷葉5克、紅豆泥1大匙以及少量的冰糖。將以上這些材料一起放入濾杯當中，並沖入250ml的90度熱水，大約過10分鐘之後，即可以飲用。這個葛根茉莉花茶具有補氣補血、消脂利水的功效，常喝可以輕身。

中醫認為，茉莉花味辛、甘，性平。能夠化濕和中，理氣解鬱。花中含有揮發油，油中含有乙酸苄酯、芳樟醇、乙酸芳樟酯、苯甲醇以及茉莉酮等成分。可用於治療脾胃濕濁不化，少食脘悶，腹瀉或者下痢腹痛等症。飲茉莉花茶不僅能夠緩解症狀，

同時還可以促進脾胃運化，消積食，從而避免過多的脂肪堆積，有利於減肥。

除去上面介紹的葛根茉莉花茶之外，想要減肥還可以多喝茉莉花茶。

茉莉花茶是將茶葉和茉莉鮮花進行拼和、窨制，使茶葉吸收花香而成的，茶香與茉莉花香交互融合，宋代詩人江奎的《茉莉》稱讚說：「他年我若修花使，列做人間第一香。」

在中國的花茶裡面，茉莉花茶有著「可聞春天的氣味」的美譽。茉莉花茶是福州市的特產，是用特種工藝造型茶或經過精製後的綠茶茶坯與茉莉鮮花窨製而成的茶葉品種。在茶葉分類中，茉莉花茶仍屬於綠茶。茉莉花茶在綠茶的基礎上加工而成，特別是高級茉莉花在加工的過程中其內質發生一定的理化作用，如茶葉中的多酚類物質、茶單寧在水濕條件下的分解，不溶於水的蛋白質降解成氨基酸，能減弱喝綠茶時的澀感，功能有所變化，其滋味鮮濃醇厚、更易上口，這也是北方喜愛喝茉莉花茶的原因之一。

根據茶葉獨特的吸附性能和茉莉花的吐香特性，經過一系列工藝流程加工窨製而成的茉莉花茶，既保持了綠茶濃郁爽口的天然茶味，又飽含茉莉花的鮮靈芳香，因此它是我國乃至全球現代最佳天然保健飲品。常飲茉莉花茶，具有清肝明目、生津止渴、祛痰治痢等功效，同時還能夠使人體輕益壽、身心健康。

不過茉莉花辛香偏溫，火熱內盛，燥結便祕者慎食。茉莉花根有毒，內服的時候必須謹慎。可以在夏季花初開放的時候，擇晴天採收茉莉花，曬乾備用；也可以在沖飲的時候使用鮮品。

桂花茶：減肥輕身，化痰理氣

「丹桂飄香，秋風送爽」，桂花幽香而不露、秀麗而不驕，堪稱「秋天的花王」。我國栽培桂花的歷史非常悠久。最早提到桂花的文獻便是舊戰國時期的《山海經·南山經》，裡面說過「招搖之山多桂」。屈原的《楚辭·九歌》當中也載有：「援北斗兮酌桂漿，辛夷車兮結桂旗」。自從漢代至魏晉南北朝時期，桂花已成為名貴花木與上等貢品。在漢初引種於帝王宮鉗苑，獲得成功。唐、宋以來，桂花栽培開始盛行。唐代文人植桂十分普遍，吟桂蔚然成風。宋之問的《靈隱寺》詩中有「桂子月中落，天香雲外飄」的著名詩句，故後人亦稱桂花為「天香」。元代倪瓚的《桂花》詩中有「桂花留晚色，簾影淡秋光」的詩句，表明了窗前植桂的情況。

除去觀賞價值之外，桂花還有一個重要的作用，那便是塑身美體。想要令身材變得好起來的話，便不妨試試桂花茶。

取桂花12克、乾薑6克、生甘草4克。把桂花焙乾為末，乾薑、生甘草研末；三者和勻，加入鹽少許。沖泡之後代茶飲具有祛風散寒，減肥瘦身的效果。

桂花的味道香甜，營養十分豐富，食用價值高。經研究表明，每100克桂花中含蛋白質0.6克，脂肪0.1克，碳水化合物26.6克，水分63克，熱量110千卡，還含有豐富的維生素、胡蘿

萄素及微量元素。其中以鋅的含量最為豐富，鋅是人體不可缺少的微量元素，能促進身體發育，對提高人體的抗病免疫力起著很大的作用。

中醫認為，桂花有很好的藥用價值。古人說桂為百藥之長，所以用桂花釀製的酒能達到「飲之壽千歲」的功效。桂花性溫、味辛，入肺、大腸經，煎湯、泡茶或浸酒內服，有溫中散寒、暖胃止痛、化痰散淤的作用，對食欲不振、痰飲咳喘、痔瘡、痢疾、經閉腹痛有一定療效。紅茶性溫，有暖脾胃、助消化的功能，可以促進食欲；紅糖具有益氣養血，健脾暖胃，祛風散寒，活血化淤之效，特別適於產婦、兒童及貧血者食用。因此，脾胃虛寒及脾胃功能較弱的人可以適當喝桂花茶溫胃，能夠有效的緩解不適症狀，從而改善脾胃功能，因為脾胃對食物的消化和吸收起著十分重要的作用，脾胃好了，才能確保人體對食物的消化吸收，所以說桂花茶其實是具有一定的減肥功效的。

不過飲用桂花茶的時候一定要注意，桂花香氣過重，要避免飲用過多，尤其是體質偏熱、火熱內盛者更要慎飲。

蘭花茶：益氣解毒，養陰潤肺

　　蘭花是中國傳統名花，是一種以香著稱的花卉。蘭花以它特有的葉、花、香獨具四清（氣清、色清、神清、韻清），給人以極高潔、清雅的優美形象。古今名人對它品價極高，被喻為花中君子。在古代文人中常把詩文之美喻為「蘭章」，把友誼之真喻為「蘭交」，把良友喻為「蘭客」。

　　中國的傳統蘭花是姿態優美，芳香馥鬱的珍貴花卉。蘭花全草均可入藥。其性平，味辛、甘、無毒。入肺、脾、肝三經，有養陰潤肺，利水滲濕，益氣輕身，清熱解毒等功效，可以用來治療癰腫和月經不調等症，想要減肥的人士還可以透過白蘭花茶來減肥。

　　取白蘭花2朵，綠茶3克。將白蘭花洗淨，與綠茶一同放入茶杯中。加入沸水沖泡之後代茶飲。

　　白蘭花茶清香爽口，芳香化濕，具有鎮咳平喘，利尿化痰的作用，同時還可以收到一定的減肥功效。

　　《本草綱目》記載道：「蘭草，氣味辛、平、甘、無毒。」「其氣清香、生津止渴，潤肌肉，治消渴膽癉。」「……治消渴生津飲，用蘭葉，蓋本於此。」

　　蘭花能夠清熱涼血，養陰潤肺，可以用來治療乾咳久嗽，肺咯血，現代中醫藥研究表明，蘭花草具有清熱涼血，養陰潤

肺的功效，臨床常用於肺結核咯血，可以用來調治久嗽乾咳不止之症。這也正好切合了《本草綱目》中有「蘭草主治生血，調氣，養營，除胸中痰癖」的說法。

據《本草綱目拾遺》記載：「黃蘭花者名蜜蘭可以止瀉止白帶，利水道，殺蟲毒，消癰腫，調月經，久服益氣輕身不老，通神明。」現代中醫認為蘭花有順氣和血，利濕，消腫等功效，這也就是「益氣輕身」的意思，說明蘭花對於水腫性肥胖是具有一定功效的。

除此之外，蘭花還可以用來治療大便祕結，大小腸滯積，舌苔厚膩，咽乾肺燥，口臭難聞等症。這一功效也符合「蘭葉稟金水之氣而似有火，人知其花香之貴。而不知其葉有藥方，蓋其葉能散久積陳鬱之氣甚有力，即今之載置右者」的記載，事實上，這就是一種排除體內堆積毒素的具體表現，毒素排除了，小肚子自然也就不見了，這樣便收到了減肥的效果。

蜜糖蘆薈露：抑制肥胖，排除毒素

蘆薈中的「蘆」字，其中文意思為「黑」，而「薈」則是聚集的意思。蘆薈葉子切口滴落的汁液呈黃褐色，遇到空氣氧化後就變成了黑色，又會凝為一體，所以被稱作「蘆薈」。

取新鮮蘆薈4～5根，黑棗5克，蜂蜜適量。

將蘆薈洗淨、去掉外皮，取出內肉備用；黑棗洗淨，去核、切成兩半。

將3杯水倒入鍋中煮開，放入黑棗略煮一會兒，再加入蘆薈肉續煮大約10分鐘，加入蜂蜜便可以飲用。

其貌不揚的蘆薈，之所以能夠成為美容瘦身的最佳食品，是因為其含有豐富的礦物質以及維生素，熱量極低、提升新陳代謝、促進腸胃蠕動、消除便祕等都是蘆薈具有瘦身作用的祕密。蘆薈內含的蘆薈大黃素是蘆薈可以治療便祕的主要原因。此外，蘆薈還具有促進新陳代謝的效果，能夠有效加速體內廢除物的排除，讓肌膚變得更健康，身材顯得更苗條。

蘆薈減肥茶，因蘆薈主要含蒽醌衍生物蘆薈大黃素等成分，主治濕熱便祕，肝火內盛，煩躁頭暈，小兒疳積，蛔蟲等病症，是具有減肥功能的保健食品，尤其適合單純性肥胖患者使用。

雖然蘆薈具有一定的養顏、美體和保健的作用，但是蘆薈

總共有300多個品種，並非所有的蘆薈都可以藥用、食用，其中可藥用的只有10多種，而可食用的僅有幾種，所以在使用蘆薈製作飲品或者是食物的時候一定要注意仔細進行選擇。

蘆薈當中含有蒽醌類化合物，這類化合物雖然可以刺激大腸蠕動緩解便祕，但是如果攝入的量太大的話，則有可能會引起較強的腹瀉。所以說，並不是所有的人都可以食用蘆薈，尤其是孕期的婦女更要嚴禁服用，否則便會容易導致腹痛、流血甚至是流產。兒童過量食用蘆薈的話也會導致胃腸功能的紊亂。另外，患有痔瘡出血、鼻出血的患者，也儘量不要食用蘆薈，以免引起病情的惡化。

瘦身大拼圖，拼出最適合妳的！王道減肥法！

仙人掌茶：降脂解毒，瘦身美體

仙人掌為仙人掌科植物仙人掌的根及莖。始載於《本草綱目拾遺》。喜溫暖，宜在土沙質地生長，似人手而得名。全草均可以入藥。味苦性寒。入心、肺、胃三經。據各書記載均以行氣活血，清熱解毒為見長。

近年來在歐美市場上非常流行食用仙人掌來減肥，事實上，關於仙人掌減肥在中國的古書籍上早就有著大量的記載，仙人掌是一種降脂解毒、瘦身美體的良藥，有活血、化淤、消炎、潤腸、美容的功效。長期食用仙人掌可以有效的降低血糖、血脂和膽固醇，還可以瘦身輕體。

取新鮮的仙人掌一片，去掉刺和皮，將其切成細條後煎湯便是仙人掌茶，然後調入適量的蜂蜜便可以飲用。

仙人掌之所以適合用來減肥，便是因為它不含有過多的能量、脂肪、碳水化合物，卻包含了豐富的營養，如鉀、鈣、鐵、銅、多糖以及黃酮類物質，並且還具有低鈉（高鉀低鈉的成分構成對預防心臟病和高血壓都具有很好的效果）和無草酸（防治了攝取草酸導致的鈣質流失）。與其他的蔬菜相比。仙人掌中的高含量維生素，可以促進膽固醇的降解。因為纖維素攝入的比例越大，人體所吸收的熱量就會相對減少，所以仙人掌的高纖維素含量也是讓它成為減肥聖品的原因之一。在消化

的過程當中，纖維素還可以增加腸胃道的蠕動，有效排毒和防止便祕。

仙人掌當中含有的一種叫做丙醇二酸的物質（與黃瓜類似），具有抑制糖類轉化成脂肪的化學反應的作用。仙人掌沒有什麼毒副作用，它的出現讓減肥者又多了一個可供選擇的好方法。

除去具有減肥的功效之外，仙人掌還是降脂降壓的好食品。仙人掌是非常耐旱的，這其中是因為它所含的特殊物質——粘液質在起作用。再從它所含的有效成分進行分析，粘液質性寒味淡，能行氣活血，消諸痞。蘋果酸是消食健胃的，並能促進胃腸蠕動，這樣就起到了潤腸通便的功能。把仙人掌割破外皮，溢出的漿液凝結後名玉鞭蓉，是配製化妝品的天然原料，它可補中氣、治怔忡。並且有滲透組織的作用，使人們使用後顯得更加年輕。再從所含三萜皂甙分析，三萜是人體所必需的物質，它們能直接調節人體分泌機能和調節脂肪酶的活性，促進多餘脂肪迅速分解，並能有效地防止脂肪在腸道吸收，抑制脂肪在肝內合成，對抗膽固醇在血管內壁的沉積。

在透過仙人掌來減肥的時候一定要注意，並非所有的仙人掌都可以食用，一般來說自己家裡種植的仙人掌只可以作為觀賞之用，千萬不要誤食。因為這些仙人掌中含有一定量的毒素和麻醉劑，經常食用會導致神經麻痺；並且少量食用仙人掌無法達到減肥的目的，需要長期持續去吃，所以如果想要透過飲用仙人掌茶來進行減肥的話，一定得要長期飲用才會見效。

陳皮茶：去除油膩，利水通便

陳皮為芸香科植物橘及其栽培變種的成熟果皮。橘常綠小喬木或灌木，栽培於丘陵、低山地帶、江河湖泊沿岸或平原。分佈於長江以南各地區。10至12月果實成熟時，摘下果實，剝取果皮，陰乾或通風乾燥。陳皮藥材分「陳皮」和「廣陳皮」。其中陳皮的果皮常剝成數瓣，基部相連或呈不規則碎片。厚約1至4公分，外表面橙黃色或紅棕色，有細皺紋及凹下的點狀油室；內表面黃白色，粗糙呈海綿狀，附黃白色或黃棕色筋絡狀維管束。質稍硬而脆。氣香，味辛而微苦；廣陳皮的果皮則多剖成3至4瓣，基部相連，形狀整齊有序，厚度約1公分。點狀油室較大，對光照視透明清晰，質較柔軟。無論陳皮還是廣陳皮，均以片大、色鮮、油潤、質軟、香氣濃及味甜苦辛者為佳。

陳皮味辛、苦，性溫；歸脾、胃、肺經；氣香宣散，可升可降，具有理氣和中，燥濕化痰，利水通便的功效。可以用來治療脾胃不和，脘腹脹痛，不思飲食，嘔吐噦逆；痰濕阻肺，咳嗽痰多，胸膈滿悶，頭目眩暈；水腫，小便不利，大便祕結；乳癰疥癬，還可以解魚蟹中毒、酒中毒。

如果所一不小心吃了太多油膩的食物，擔心自己發胖的話也沒有關係，泡一壺陳皮茶喝，便可以去除油膩。

取陳皮4克，用沸水進行沖泡後即成陳皮茶。

飲用陳皮茶可以理氣調中、疏肝健脾、導滯消積，有效的防止脂肪堆積在腹部。

體重偏重的人，或者是腸胃負擔過重的人，都可以飲用陳皮茶，以達到降脂和減肥的作用。節日期間飲食頻繁，很多人都會有發胖的苦惱。這個時候便可以每天在飯後的30分鐘內，喝一次陳皮茶，連續飲用一周，便能夠對身體起到非常好的調整作用。

雖然陳皮具有理氣、健胃以及化痰的作用。用橘皮泡水代茶飲，能夠有效地清熱、止咳、化痰，但是鮮橘子皮泡水代茶飲卻不利健康。

目前，種植技術正在逐漸獲得改進，保鮮技術也在越來越多地得到應用。所以，果農們在摘下橘子之後大多都會用保鮮劑將其浸泡之後再上市。保鮮劑是一種化學製劑，浸泡過的橘子對果肉沒有影響，但橘子皮上殘留的保鮮劑卻難以用清水洗掉，若用這樣的橘子皮泡水代茶飲的話，對身體健康的損害是顯而易見的。

即使是鮮橘子皮沒有被用保鮮劑泡過，將其泡水代茶飲也發揮不出它應有的療效。橘子皮之所以又被叫做陳皮，就是說橘子皮陳得越久越好，一般是應該放置隔年後才可以使用的。南北朝著名醫學家陶弘景提出：「橘皮用陳久者良」。據研究證明，陳皮水煎劑中有腎上腺素樣的成分存在，但較腎上腺素穩定，煮沸時不被破壞。陳皮隔年後揮發油含量大為減少，而

瘦身大拼圖，拼出最適合妳的！王道減肥法！

黃酮類化合物的含量相對增加，這時陳皮的藥用價值才能夠得以充分發揮出來。

自己製作陳皮的時候可以將沒有清洗過的橘皮用線串起來，懸掛在通風的地方，幾天以後，曬乾到橘皮可以輕易被折斷的程度就可以了。曬乾後的陳皮香味會比較淡，口感也會有點兒苦，可以將陳皮放入到烤箱的中層，用140度左右的溫度，烘20分鐘，不過在烘烤的過程當中要隨時對其進行查看，注意不要將其烤糊了。取出徹底冷卻之後，再將其放入到密封袋中保存，這時候的陳皮具有最好的味道。

普洱茶：燃燒脂肪，美化腰腹

在各種茶類當中，普洱茶是最好的減肥茶了，它能夠有效地減少腹部脂肪的堆積，並且透過飲用普洱茶減肥還不會反彈。

一杯普洱茶只含有大約4卡路里的熱量，降脂功效主要來自三個方面：一是由茶多酚、維生素C等多種有效成分一起作用，協助脂肪的分解和消化；二是發酵過程形成的多種有益菌群綜合作用，這種作用可以減少小腸對甘油三脂和糖的攝取、提高酵素分解腰腹部脂肪。三是普洱茶中的咖啡因能夠幫助人體增強燃燒脂肪的能力。

在很早的時候，普洱就被譽為茶中減肥之冠。每餐後飲用一杯普洱茶能夠有效地刺激人體的新陳代謝，加速脂肪分解。

每次只要取適量的普洱茶葉，再加上乾菊花5朵共同用熱水沖泡飲用即可。這樣能夠助消化，有效刺激人體新陳代謝，加速分解小腹部的贅肉。

除去能夠減肥之外，喝普洱茶還具有其他的不少好處，

首先，普洱茶性溫和，是養胃、補氣的良藥。

其次，科學證明，普洱茶是一種天然的保健飲料。熱飲腸胃舒適，對便祕、尿頻的療效最佳。普洱茶補氣固精，對於男性陽痿、前列腺炎也具有很好的效果。

再次，普洱茶除去幫助保持苗條身材之外，還能夠控制皮膚酸鹼度的平衡以達到健美皮膚的作用。

不過有些人在喝過普洱茶之後，減肥效果卻並不明顯，這主要是由以下這三種原因造成的：

1・喝的量不夠

有很多女人都不喜歡茶的苦澀味道，在喝的時候，一般只放一點點。但科學證明要達到減肥、保健等藥用效果，每天便需要喝10克以上的茶葉所泡出的茶，而且還要持續每天喝、長期喝。

2・沒有找到科學的飲用方法

有的女人把普洱茶當成減肥藥來喝，按時、定量的將濃濃的茶湯一口氣喝下，但一段時間後磅體重，卻發現自己的體重仍然沒有什麼改變。其實這就是飲茶的方法不正確。一次性將茶湯喝下去，胃及腸道在短時間內無法將其完全吸收，茶中的營養物質就被排出體外了。正確的喝茶方式是，飯後一個小時以後喝，因為茶有阻礙鐵和鈣質吸收的不好作用。所以在喝茶的時候要一小口、一小口慢慢的喝，長時間的喝，不過晚上9點以後就不要再喝了，否則的話會增加腎臟的負荷，長出難看的眼袋。總之，只要持續長期科學的喝茶就一定能夠見到效果。

3 . 在喝茶的時候沒有注意調整自己的生活方式

其實，除了喝茶之外，想要成功的減肥還要配合上良好的生活習慣。喝普洱茶要持續長期喝才能夠見到顯著的效果，而且當喝過茶覺得餓的時候千萬不要再去吃東西，否則的話就會前功盡棄了，等長期喝習慣以後就不會覺得那麼餓了。

在沖泡普洱茶的時候，一定要使用沸騰滾燙的水；由於普洱茶有一種特別的味道，所以不喜歡其味的人，可以將泡好的茶先放進冰箱裡面，冷藏之後再飲用；普洱茶分為生茶和熟茶兩類，生茶用自然發酵，對腸胃刺激比較大，熟茶用人工發酵，比較溫和。基本鑑別方法就是生茶所沖泡出來的水是青綠色，熟茶沖泡出來才是金紅色，在選擇的時候要注意分清；買正宗產品普洱茶的後發酵工藝是很難掌握的，不懂得普洱茶的朋友在剛開始喝茶的時候，就買到了不好的茶，這樣的話便沒有辦法取得良好的減肥效果，所以購買普洱茶一定要到信譽好的店去買；女人處於「經期、孕期、哺乳期」的時候不能喝茶；吃藥的時候也不要喝茶；普洱是熱性茶，體質濕熱的可不能喝太多，體熱的人喝新的普洱熟茶容易上火，可以在熟茶中加點新的生茶，經濟能力好的就喝5年以上的老茶；當減肥成功之後，還應該將喝普洱茶的習慣繼續保持下去，這樣才可以確保體重不會出現反彈。

玉米鬚茶：利尿降脂，去除水腫

在收穫的季節，當玉米被農民們歡天喜地的收回家的時候，玉米鬚卻大多被順手清除扔掉了，因為往往人們會覺得這是沒有用的東西。其實這樣很可惜，因為玉米鬚是一種治病的良藥。中醫學認為，玉米鬚性味甘淡而平，入肝、腎、膀胱經，具有利尿消腫、平肝利膽的功能，可以用來治療急、慢性腎炎，水腫，急性膽囊炎，膽道結石以及高血壓等。現代藥理研究則表明，玉米鬚當中含有大量的硝酸鉀、維生素K、谷固醇、豆固醇以及一種揮發性生物鹼，能夠利尿、降壓、降血糖、止血、利膽等等。所以有許多藥方當中都會將玉米鬚做為主藥使用，具有利尿消腫、平肝利膽的功效；能夠用來治療水腫，黃疸，膽囊炎，膽結石，糖尿病，高血壓病，小便淋瀝以及乳汁不通等症。由於玉米鬚能夠消除水腫，所以說日常生活當中可以透過飲用玉米鬚茶來治療肥胖症和水腫等病症，可以獲得利尿降脂、減肥瘦身的效果。

取鮮玉米鬚100克，茶葉5克。先將玉米鬚洗淨之後，放入到鍋裡面，倒入清水2碗，用小火煎煮半個小時後，用煮出來的水沖泡茶葉即可。每日服用一劑，進行2～3次水煎，然後再沖泡茶葉飲用。

說到了玉米鬚，便不能不說一下它的承載體——玉米。

玉米，同時又有著「玉蜀黍」、「包穀」、「玉茭」以及「棒子」等稱謂，它味甘性平，具有調中開胃、益肺寧心、清濕熱、利肝膽、延緩衰老等功能。據考證，玉米原產於南美洲，約在16世紀中期，中國開始引種玉米。目前，玉米的種類有黃玉米、白玉米、糯玉米和雜玉米等，是中國北方和西南山區及其他旱谷地區人民的主要糧食之一。

中醫觀點認為，玉米性平味甘，入肝、腎、膀胱經，有利尿消腫、平肝利膽、健脾滲濕、調中開胃、益肺寧心、清濕熱等功能，所以說，用玉米煮湯喝，可以收到與玉米鬚茶同樣的減肥效果。

玉米當中所含有的硒和鎂具有防癌、抗癌的作用。當硒與維生素E聯合作用的時候，能夠防止十多種癌瘤，尤其是最常見的乳腺癌和直腸癌，另外，硒還可以調節甲狀腺的工作，防止白內障的發生；鎂一方面能夠抑制癌細胞的發展，另一方面能夠加強腸壁的蠕動，促使體內廢物排出體外，這對於防止出現由於毒素堆積所導致的肥胖也是具有重要意義的。

玉米當中還含有一種長壽因子——谷胱甘肽，在硒的參與下，谷胱甘肽能夠生成谷胱甘肽氧化酶，具有恢復青春、延緩衰老的功能。玉米胚芽中的維生素E還可促進人體細胞分裂，防止皮膚出現皺紋，所以玉米還具有美容功能。愛美的人們可以將玉米煮湯作為日常的保健美容飲料來多加飲用，這樣可以收到讓人意想不到的效果。

降脂茶：減肥降脂，清熱瀉火

　　大黃是多種蓼科大黃屬的多年生植物的合稱，也是中藥材的名稱。

　　作為我國最早發現的藥材之一，大黃的供藥用歷史距今已經有2000年以上了。大黃始載於東漢《神農本草經》，列為下品。在歷代本草當中均有收錄。

　　在中國的地區文獻裡面，「大黃」往往是指馬蹄大黃。在中國，大黃主要作藥用，但在歐洲及中東，他們的大黃往往指另外幾個作食用的大黃屬品種，莖紅色。氣清香，味苦而微澀，嚼之粘牙，有砂粒感。秋末莖葉枯萎或次春發芽前採挖。除去細根，刮去外皮，切瓣或段，繩穿成串乾燥或直接乾燥。

　　中藥大黃具有攻積滯、清濕熱、瀉火、涼血、袪瘀、解毒等功效。可以用來治療實熱便祕、熱結胸痞、濕熱瀉痢、黃疸、淋病、水腫腹滿、小便不利、目赤、咽喉腫痛、口舌生瘡、胃熱嘔吐、吐血、咯血、衄血、便血、尿血、蓄血、經閉、產後瘀滯腹痛、症瘕積聚、跌打損傷、熱毒癰瘍、丹毒、燙傷。

　　由於大黃能夠清熱瀉火，同時對於水腫還具有一定的療效，所以用大黃煎水代茶飲，能夠清熱瀉火、減肥降脂。

　　取大黃3克，綠茶6克。將大黃和綠茶全都放入杯中，然後

倒入沸水，浸泡8～10分鐘後，即可飲用，每日一劑，進行數次沖泡，當茶飲用。

大黃進入人體血液到達脂肪細胞後，能使脂肪溶解、脂肪細胞體積縮小。由於大黃對腹部脂肪細胞特別敏感，所以對治療「將軍肚」尤其有效。

另外，大黃能增加胰島素敏感性，使肥胖患者血中的高胰島素降低。所以，大黃不僅能減肥，還可治療肥胖帶來的諸多併發症，如高血脂、高血糖、脂肪肝等。

同時綠茶也有降脂助消化的功能，唐代《本草拾遺》中對於綠茶的功效有著「久食令人瘦」的記載。用當今的語言說，就是有助於「減肥」。這是由於茶葉中的咖啡鹼能提高胃液的分泌量，可以幫助消化，增強人體分解脂肪的能力。所謂「久食令人瘦」的道理就在這裡。

將大黃和綠茶組合起來共同沖泡，便成了健康而又有效的降脂茶了，肥胖的人，特別是單純性肥胖患者可以經常飲用，高血壓、高血糖和脂肪肝患者也可以將降脂茶當成日常保健飲料飲用，這樣既可以減肥，又可以治病。

瘦身大拼圖，拼出最適合妳的！王道減肥法！

大麥芽茶：降糖降脂，排毒養顏

大麥芽性味甘平，歸脾、胃、肝經，具有消食健胃的功能，主要用於米麵薯芋食滯證的治療。根據現代研究結果表明，大麥芽可以幫助消化、健脾開胃；另外也能夠降糖降脂，疏肝回乳。用大麥芽制酒所產生出來的副產品，比如說像啤酒麥芽糟、啤酒酵母、蒸餾啤酒糟和蒸餾殘液等，也都含有豐富的B群維生素以及各式各樣的營養物質。

大麥芽則是一種非常不錯的保健茶，解酒茶，常潤茶，美膚茶，通便茶，潤腸茶，養生茶，除口臭茶，排毒養顏茶，清咽利肺茶，健胃降火茶，安神（睡舒）茶和減肥茶。

如果肥胖是由於體內排氣不暢而引發的話，則推薦飲用大麥芽茶來進行瘦身。

取炒麥芽25克、山楂2克。用開水沖飲，依據個人口味酌情加入冰糖即可。

《調燮類編》：「大麥性平涼，助胃氣，為麵勝小麥，而無燥熱。」

《本草綱目》：「大麥芽消化一切米麵果食積。」

《本草經疏》：「大麥，功用與小麥相似，而其性更平涼滑膩，故人以之佐粳米同食。或歉歲全食之，而益氣補中，實五臟，厚腸胃之功，不亞於粳米。」

麥芽煎劑可以促進胃酸以及胃蛋白酶的分泌，而茶葉苦寒、清火、解毒、消食、利濕、止痢是其主要功用，對腹瀉、痢疾均具有良好的治療效果。據實驗研究顯示，茶葉當中含20%～30%的茶多酚類成分，對傷寒桿菌、副傷寒桿菌、痢疾桿菌等均有抑制作用。有資料表明，在1958～1980年期間，中國大陸有不少醫療單位用茶葉製劑治療急性菌痢742例，慢性菌痢142例，急性腸炎58例。結果慢性菌痢治癒率達80%以上，急性菌痢以及腸炎治癒率高達90%以上。以大麥芽配以助消化的茶葉同用，具有較好的消食導滯作用，能夠開胃健脾，加速食物消化，防止脂肪堆積。尤其適用於米、麵、薯、芋等食物積滯不化者；小兒服用，也能健脾開胃。

瘦身大拼圖，拼出最適合妳的！王道減肥法！

薏仁茶：輕身延年，健脾益胃

　　作為一種補身的藥用佳品，薏米的種仁和根均能夠入藥治病。李時珍在《本草綱目》中記載道：薏米能「健脾益胃，補肺清熱，祛風勝濕。炊飯食，治冷氣。煎飲，利小便熱淋。」近些年來，大量的科學研究以及臨床實踐都證明，薏米還是一種可以用來抗癌的藥物，經過初步鑒定顯示，它對癌症的抑制率可以高達35%以上。難怪在桂林地區有首民謠是這樣唱的：「薏米勝過靈芝草，藥用營養價值高，常吃可以延年壽，返老還童立功勞。」

　　《本草綱目》當中提及薏米具有「健脾益胃、補肺清熱、祛風勝濕、養顏駐容、輕身延年」的功效。可用於治療脾胃虛弱、高血壓、尿路結石、尿路感染、蛔蟲病等，還有防癌抗癌、利尿、解熱、強身健體等功效。

　　其中所說的「輕身」，指的便是具有瘦身的功效，如果你正在肥胖煩惱的話，那麼不妨試一試薏仁茶。

　　取炒薏仁10克、鮮荷葉5克、山楂5克。將以上這些原料用熱水煮開，就可以飲用了。

　　荷葉中的荷葉鹼具有非常不錯的減肥功效，而山楂又可以促進腸胃對食物進行消化、吸收，所以，這二者和薏仁一起煮出的薏仁茶，能夠清熱、利濕、治療水腫，可以長期飲用，能

夠收到非常不錯的減肥效果。

　　薏仁呈白色的顆粒狀，主要成分為蛋白質，維生素B1、B2等，能促進體內血液和水分的新陳代謝，它不僅是一種普遍、常吃的食物，還是一種常用的中藥，其性味甘淡微寒，有利水消腫、健脾去濕、舒筋除痹、清熱排膿等功效，為常用的利水滲濕藥，也被當做節食用品使用，因為它是一種碳水化合物，含有豐富的纖維質，多吃具有減肥的效果。如果是單純的水分滯留而造成的水腫型肥胖的話，則推薦飲用薏仁茶。

　　雖然薏仁能夠用來輕體減肥，但是它性質微寒偏涼，所以在食用薏仁的時候要注意，嚴重的脾胃虛寒、虛冷症患者、孕婦、體質虛弱者、身體水分不足，常出現嘴唇乾裂、口渴的人，都不適宜長期飲用薏仁茶，一定要依據中醫學的「去性取用」原則來選擇適當的藥材進行搭配。例如：可以與滋陰的麥冬、生地等一同煎煮，這樣可以去掉一部分的寒性。

雙烏茶：解膩消脂，幫助消化

烏龍茶又被稱為青茶、半發酵茶，是中國茶的代表，透明的琥珀色茶汁是其特色。烏龍茶當中著名的有福建閩南安溪的鐵觀音，閩北的武夷岩茶大紅袍等，除此之外，還可以細分出許多不同類別的茶。比如像水仙、肉桂，以及各種色種等等，種類十分多樣。

在中國幾大茶類當中，烏龍茶是獨具鮮明特色的品類。這種茶是經過殺青、萎雕、搖青、半發酵以及烘焙等工序後製出的具有優異品質的茶類。烏龍茶創製於1725年（清雍正年間）前後，是由宋代的貢茶龍團、鳳餅演變而來的。品嘗烏龍茶後齒頰留香，回味甘鮮。這種茶為中國所特有的茶類，主要產地為福建的閩北、閩南以及廣東、臺灣三個省。近些年來在四川、湖南等省也有少量的烏龍茶生產。而烏龍茶的藥理作用，則突出表現在能夠分解脂肪、減肥健美等方面。在日本，烏龍茶被稱為「美容茶」、「健美茶」。

取烏龍茶5克，何首烏30克，乾山楂20克，冬瓜皮20克。將何首烏、冬瓜皮、山楂同時放入鍋內煮，一直煮至山楂爛熟之後，濾渣取液，以其湯液沖泡烏龍茶，即可飲用。

中國醫學研究者經過研究之後認為，烏龍茶的確具有瘦身的功效。烏龍茶之所以流行，完全是因為它溶解脂肪的減肥效

3 **減肥茶瘦身**：
善用茶飲輕鬆享「瘦」

果，這種說法也確實有科學的根據。因為茶中的主成分——單寧酸，被證實與脂肪的代謝具有著密切的關係，而且實驗結果也證實，烏龍茶的確可以降低血液中的膽固醇含量，實在是不可多得的減肥茶。實驗證明，每天喝一公升烏龍茶，便能夠有效地抑制膽固醇上升。雖然飲用量應該依照各人身體的具體狀況來決定，但是當食物太油膩的時候，最好是也能夠搭配烏龍茶，這樣不但可以增加飽腹感，還可以去除油膩。

雖然說飲用烏龍茶具有減肥消脂的效果，但是飲用後卻並非是單純性地減少皮脂的含量，而是對皮脂含量高的人降低效果大於含量低的人，這就可以表明烏龍茶是具有調節皮脂含量平衡作用的。福建省中醫藥研究所進行抗衰老試驗表明，他們分別加餵烏龍茶和維生素E的兩組動物，肝臟內脂質過氧化均明顯減少，這說明烏龍茶和維生素E一樣有抗衰老功效。飲用烏龍茶可以使血中維生素C含量持較高含量，尿中維生素C排出量減少，而維生素C的抗衰老作用早已被研究證明。因此，飲用烏龍茶可以從多方面增強人體抗衰老能力。

與紅茶以及綠茶相比，烏龍茶除去能夠刺激胰臟脂肪分解酵素的活性，減少糖類和脂肪類食物被吸收以外，還能夠加速身體的產熱量增加，促進脂肪燃燒，尤其是減少腹部脂肪的堆積。烏龍茶中含有大量的茶多酚，可以提高脂肪分解酶的作用，降低血液中的膽固醇含量，有降低血壓、抗氧化、防衰老以及防癌等作用。經常喝烏龍茶的人，身體質量指數和脂肪含有率都比少喝的人低。而且，女性透過飲用烏龍茶減肥的效果

要比男人顯著。

　　而何首烏則具有補肝腎，益精血，烏鬚髮，強筋骨，降血脂以及抗衰老的功效。能夠阻止膽固醇在肝內沉積，清除肝臟和血液中的低密度脂蛋白，防治脂肪肝。具有保護肝臟、抗衰老、增強身體免疫力、降低血脂、防治動脈粥樣硬化、促進腎上腺皮質功能、改善睡眠的作用。

　　包含烏龍茶和何首烏這兩種成分的雙烏茶，自然能夠消解人體內的脂肪，讓你防病、治病的同時還能夠輕輕鬆鬆的瘦下來。

　　在飲用雙烏茶的時候要注意，三餐前後都要喝上一杯，並且最好是喝不加糖的熱茶。而且，最好不要飯後馬上就喝茶，隔上1個小時左右是比較恰當的。喝茶也要適應個人的體質，如果在喝茶之後感到不舒服，出現像是胃痛或者是睡不著覺的情況的話，最好還是適可而止。在泡茶的時候，要將水溫控制在80℃～90℃左右；泡好的茶要在30～60分鐘內喝掉，否則茶裡面的營養成分便會被氧化掉了。

瘦身青草茶：利尿消水，活血通經

　　茵陳蒿指的就是菊科植物豬毛蒿以及茵陳蒿的地上部分。豬毛蒿是一年至多年生的草本植物，一般都生於山坡、路旁、林緣、蓁草原、黃土高原以及荒漠的邊緣地區，分佈幾遍全國。茵陳蒿半灌木狀多年生草本。生於低海拔地區河岸、海岸附近的濕潤砂地、路旁以及低山坡地區，這些地區大多分佈於華東、中南以及遼寧、陝西、河北、臺灣和四川等地。

　　在春季的時候採收幼苗，去掉根後曬乾，這便是通常所稱的「綿茵陳」，或者是在夏秋花蕾長成的時候採割全株，除去根部之後曬乾，就是通常所稱的「茵陳蒿」。

　　在製做瘦身青草茶的時候，原料要選用茵陳蒿。

　　取茵陳蒿5克、丹參3片、甘草1片。將以上材料沖入500毫升的沸水，一日之內喝完。

　　茵陳蒿味苦、微辛，性微寒；歸肝、膽、脾經；清香宣瀉；具有清熱利濕，利膽退黃的功效；主治濕熱黃疸，口苦脅痛，外感溫熱，小便不利，瘡疹瘙癢。同時還具有利尿、消水腫的作用。

　　而丹參對於血管有很好的保護作用，在「本草綱目」上記載「一味丹參，可抵四物」。中醫認為，丹參味苦性微寒，具有活血通經、祛淤止痛、清心除煩和涼血消癰等作用，適用

於血淤、血熱、血淤兼熱或血熱兼淤所致的各種病症，尤為婦科、內科及外傷科證屬血淤兼熱者所常用。可以用來治療胸肋脅痛，風濕痹痛，症瘕結塊，瘡瘍腫痛，跌僕傷痛，月經不調，經閉痛經以及產後瘀痛等症，具有非常不錯的效果。

　　瘦身青草茶將茵陳蒿和丹參配合在一起熬煮成茶，取茵陳蒿的利尿作用，能夠將身體內多餘的水分排出，這樣便可以有效的防止身體出現水腫。而因為這道茶中採用了丹參，而丹參可以用於經期的調理，所以說，如果女性想要在經期減肥的話，飲用這道瘦身茶是再合適不過的了，不過，要注意體寒的人士不宜食用丹參。

牛奶紅茶：促進代謝，溫熱身體

紅茶是全發酵的茶葉，在發酵的過程中，茶葉的茶鞣質經氧化而生成鞣質紅，不僅使茶葉色澤烏黑，水色葉底紅亮，並且使茶葉的香氣和滋味也發生了變化，具有水果香氣和醇厚滋味，與綠茶截然不同。

對不愛喝咖啡，但又想利用咖啡因減肥的人來說，紅茶是絕佳的替代品！

若是以容量來計量，咖啡的咖啡因含量比紅茶來得多，但若是以重量來計量，紅茶茶葉的咖啡因含量反而是咖啡豆的2倍，而且紅茶裡還含有茶黃素，可以溫熱身體、促進代謝，相當值得一試。

取100克牛奶、5克紅茶和少許鹽。先把水煮沸，然後加入紅茶、牛奶和少許鹽即可飲用。

牛奶紅茶可以滋潤肌膚、加快體內脂肪的燃燒。長期飲用能夠起到一定的美容塑身功效。

紅茶性溫，具有溫中驅寒，溫胃驅寒的功效，能夠化痰、消食、開胃。可見，紅茶宜脾胃虛弱者飲用。因此，在日常生活中，脾胃不好的消費者宜選用紅茶進行品飲，喝紅茶對健康具有明顯的助益。

瘦身大拼圖 拼出最適合妳的，王道減肥法！

1 · 紅茶具有利尿的功效

　　由於紅茶當中的咖啡鹼和芳香物質的聯合作用，增加腎臟的血流量，提高腎小球過濾率，擴張腎微血管，並抑制腎小管對水的再吸收，於是促成尿量增加。如此有利於排除體內的乳酸、尿酸（與痛風有關）、過多的鹽分（與高血壓有關）等有害物質，以及緩和心臟病或腎炎造成的水腫，非常適合水腫型肥胖患者飲用，有助於其減肥成功。

2 · 紅茶具有排毒解毒的功效

　　根據實驗證明，紅茶中的茶多鹼對於重金屬和生物鹼具有一定的吸附作用，並且能夠對其進行沉澱分解，同時，紅茶當中的咖啡鹼可刺激大腦皮質來興奮神經中樞，促成提神、思考力集中，進而使思維反應更形敏銳，記憶力增強；它也對血管系統和心臟具興奮作用，強化心搏，從而加快血液循環以利新陳代謝，同時又促進發汗和利尿，由此雙管齊下加速排泄乳酸（使肌肉感覺疲勞的物質）及其他體內老廢物質，避免了毒素在體內沉積，從而對由於毒素沉積所造成的肥胖具有一定的效果。

3 · 紅茶具有生津清熱的功效

　　夏天飲用紅茶能夠起到止渴消暑的作用，是因為茶中的多酚類、醣類、氨基酸、果膠等與口涎產生化學反應，且刺激唾液分泌，導致口腔覺得滋潤，並且產生清涼感；同時咖啡鹼控

制下視丘的體溫中樞，調節體溫，它也刺激腎臟以促進熱量和汗物的排泄，維持體內的生理平衡清楚體內垃圾。

除此之外，紅茶還能夠防齲、健胃整腸助消化、延緩老化、降血糖、降血壓、降血脂、抗癌、抗輻射等功效；紅茶還是極佳的運動飲料，除了可消暑解渴及補充水分外若在進行需要體力及持久力的運動（如馬拉松賽跑）前喝，因為茶中的咖啡鹼具有提神作用，又能在運動進行中促成身體先燃燒脂肪供應熱能，所以讓人更具持久力。

所以，平時多飲用牛奶紅茶，不僅有利於瘦身美體，還具有防病治病、美容防衰的功效呢！

但是在飲用的過程當中一定要注意，腸胃虛弱者勿飲用過度。與綠茶相比，紅茶經過發酵的程式，原本的兒茶素經氧化後，轉為茶紅素和茶黃素，對心血管疾病有很好的預防效果，而且紅茶性甘味溫，對腸胃的負擔比較沒那麼大，但茶飲仍有刺激性，要適度飲用。

燥熱體質的人也要注意適量飲用。紅茶屬於性溫的食物，因此可以溫暖身體，在夏季的時候，由於天熱，因此不宜飲用過多，體質較燥熱的人，也要適量飲用。

菩提檸檬茶：緊致贅肉，排泄廢物

　　在德國，菩提葉茶被人們稱為「母親茶」，這是因為這種茶具有一種特殊的芳香氣味，就好像是親情的慰藉一般。菩提葉當中富含維生素C，對於神經系統、呼吸系統以及新陳代謝作用都大有裨益。

　　取菩提葉3克，檸檬草3克。

　　先將菩提葉和檸檬草清洗乾淨，放入到500ml的沸水當中，煎煮5分鐘即可。

　　菩提葉能夠利尿，可以幫助人體消除水腫，同時還有助於排泄掉人體內的廢物，同時檸檬草也具有非常強的排毒效果。這款減肥茶，在幫助消脂的同時，還可以使贅肉緊致，從而徹底達到塑身的效果。

　　菩提葉還有助於消化，能夠促進新陳代謝。它具有利尿的作用，可以調節腎功能，增強肝臟的解毒作用；菩提葉對於頭痛以及焦慮具有一定的治療作用，可以幫助消化以及消除水腫，具有鎮定的作用，對於失眠以及頭痛具有很大的療效；菩提葉可以將體內的毒素排除。由此可以看出，無論是對於水腫型肥胖還是毒素堆積所造成的肥胖，菩提葉都是具有一定的療效的，很適合減肥的人飲用。如運動後飲用，可讓身體覺得更舒適，可減輕關節痛、肌肉酸痛、失眠的症狀，可以起到鎮

靜、淨化血管、預防動脈硬化、緩和焦慮以及減肥的作用，非常適合在餐後睡前飲用。

而原生於印度的檸檬草，又有著「檸檬香茅」的稱謂，是泰式料理當中不可或缺的香料，現在則主要被用來當成茶飲以幫助消化。

檸檬草之所以能夠幫助消化，便是因為它能夠健脾健胃，祛除胃腸脹氣和疼痛，對於霍亂、急性胃腸炎以及慢性腹瀉都有一定的治療作用，治療好了脾胃，便有利於促進人體的消化吸收功能；此外，檸檬草還能夠利尿解毒，消除水腫以及多餘脂肪。所以，減肥的效果自然也就出來了。由於檸檬草當中還含有大量的維生素C，能夠滋潤肌膚，是女性養顏美容的佳品。像感冒、胃痛、腹痛、頭痛、發燒、皰疹等病症，都可以透過檸檬草來進行治療。

以菩提葉和檸檬草為主要原料的菩提檸檬茶，不僅能減肥美體，對於日常生活當中的一般小病症也都具有一定的化解作用，另外，常飲菩提檸檬茶，還可以美容養顏，所以，廣大女性朋友們一定不要錯過。

瘦身大拼圖，拼出最適合妳的！王道減肥法！

菊花檸檬蜂蜜飲：輕身健美，強身益壽

　　每年的九月份是菊花盛開的季節，這個時候秋高氣爽，也是採茶的農民們開始準備採摘菊花製做菊花茶的最好季節。《本草綱目》當中對於菊花茶的藥效具有較為詳細的記載：性甘、味寒，具有散風熱、平肝明目之功效。而《神農本草經》則認為，白菊花茶能夠「主諸風頭眩、腫痛、目欲脫、皮膚死肌、惡風濕痹，久服利氣，輕身耐勞延年。」「久服利氣，輕身耐勞延年。」這句話便說明了久服菊花是具有一定的減肥功效的。

　　取乾菊花4至5朵，檸檬4片，蜂蜜5湯匙，熱開水800ml。

　　先將乾菊花沖洗一下，放到壺裡面，再注入熱開水。等到泡到菊花出味，開水變溫的時候，再將檸檬切片。往變溫的菊花茶裡加入4片檸檬片和5湯匙蜂蜜，攪拌均勻即可飲用。

　　從營養學的角度進行分析，可以看出植物的精華在於花果。菊花花瓣中含有17種氨基酸，其中谷氨酸、天冬氨酸、脯氨酸等含量較高。此外，還富含維生素及鐵、鋅、銅、硒等微量元素，因而具有一般蔬果無法比擬的作用。現代臨床醫學也證明，菊花可擴張冠狀動脈，增加血流量，降低血壓，對冠心病，高血壓，動脈硬化、血清膽固醇過高症都有很好的療效。

　　除去輕身健美之外，菊花茶對於口乾、火旺、目澀，或

者是由風、寒、濕所引起的肢體疼痛、麻木等疾病均有一定的療效，健康的人平時也可以將其當成保健飲品飲用。每次喝的時候，不要一次將其喝完，而是要留下三分之一杯的茶水，再加上新水，泡上片刻，而後再喝。由於菊花茶的藥效，它普遍被人們喜愛。現代科學已能提取菊花中的有效成分，製成菊花晶、菊花可樂等飲品，讓喜愛方便省時的人飲用起來更為方便。菊花茶是老少皆宜的茶飲品

菊花非常容易發黴，長蟲，市場上面出售的菊花品質參差不齊，有些菊花加工有問題，用的是硫磺薰製，在選購菊花的時候，一定要注意下面幾點：

1‧不要選擇顏色太鮮豔、太漂亮的菊花，因為這種菊花有可能是用硫磺薰的。硫磺薰的菊花用滾水沖泡後，有硫磺味。要選有花萼，花萼偏綠色的新鮮菊花。

2‧也不要選顏色發暗的菊花，這種菊花是陳年的老菊花，並且受過潮了，可能還長了黴，這樣的菊花吃了對身體有害。

3‧可以用手摸一摸菊花，那些鬆軟的，順滑的比較好，花瓣不零亂，不脫落，即表明是採摘的新鮮菊花製成的。

胃寒的人不能夠食用菊花或者是飲用菊花茶。菊花茶不能夠長期喝，連續喝菊花茶不要超過兩個月，如果期間出現了大

便變稀，臉色蒼白的狀況的話，就要停止繼續飲用。

　　一般情況下，入藥入食的菊花全都是經人工栽培的，因產地不同可分為杭菊花、滁菊花、亳菊花等。

　　野菊花具有較好的防治流感以及毒蛇咬傷的效果。白色的菊花味道甘甜，具有很好的平肝明目的效果，但是清熱能力稍微差一些，黃色的菊花味道稍苦，但是具有很強的清熱能力，常被用於散風熱。野菊花性苦寒，服用過久或者是用量過大的時候會傷及脾胃陽氣，令人出現胃部不適、胃納欠佳、腸鳴以及大便稀溏等不良反應，脾胃虛寒者和孕婦都是不宜使用的。所以在使用的時候，不能將菊花與野菊花混淆，更不能夠令其相互替代。

紅膚桑葚蜜茶：去除小腹，紅潤膚色

桑葚，是桑科落葉喬木桑樹的成熟果實，又被叫做桑果、桑棗，農人喜歡食用其成熟的鮮果，鮮果味甜汁多，是人們經常食用的水果之一。成熟的桑葚酸甜適口，質油潤，以個大、肉厚、色紫紅、糖分充足者為最佳。每年4～6月份果實成熟的時候，對其進行採收，並將其清洗乾淨，去掉雜質，曬乾或者是略蒸後曬乾食用。

早在兩千多年以前，桑葚便已經是中國皇帝的御用補品了。由於桑樹的特殊生長環境使然，桑果具有天然生長，無任何污染的特點，所以桑葚又有一個「民間聖果」的別稱。現代研究證實，桑葚果實中含有豐富的活性蛋白、維生素、氨基酸、胡蘿蔔素、礦物質等成分，營養是蘋果的5～6倍，是葡萄的4倍，具有多種功效，被醫學界譽為「二十一世紀的最佳保健果品」。常吃桑葚能夠顯著提高人體的免疫能力，具有延緩衰老、美容養顏的功效。

用桑葚泡水飲用，還有助於減肥呢！下面便向大家推薦一款具有減肥作用的紅膚桑葚蜜茶。

取桑葚60克，蜂蜜200毫升，熱水300毫升。先將新鮮桑葚搗碎，放入保溫杯中，然後再加入蜂蜜沖入開水，加蓋浸泡10分鐘後即可飲用。

瘦身大拼圖，拼出最適合妳的！王道減肥法！

這款桑葚蜜茶可以一天喝一次，不受具體時間的限制。

如果一時間找不到新鮮桑葚的話，便可以用現在市面上的桑葚果醬來替代新鮮的桑葚，因為果醬當中已經添加了糖，所以這個時候便可以省去蜂蜜，直接沖入熱水即可，比例可以依照個人對於濃淡的喜好而定。

桑葚蜜茶不僅可以令膚色紅潤，還具有非常有效的去除腹部贅肉的效果。常飲有助你重現小腹的平坦。

桑葚嫩時色青，味酸，熟透的時候顏色便會變為紫黑色，多汁，味甜。成熟的桑葚果營養豐富，每100克桑葚含水分81.8克，蛋白質1.8克，脂肪0.3克。纖維素4.9克，碳水化合物10克，灰分1.2克，胡蘿蔔素30微克，硫胺素0.02毫克、核黃素0.06毫克，維生素E6.95毫克，鉀33毫克，鋅0.27毫克，銅0.08毫克，硒4.8微克。此外，還含有鞣酸，蘋果酸，維生素C和脂肪酸等。其脂肪主要為亞油酸、油酸、軟脂酸、硬脂酸和少量辛酸、壬酸、癸酸、肉豆蔻酸、亞麻酸等。

由於桑葚具有生津止渴、促進消化、幫助排便等作用，適量食用能促進胃液分泌，刺激腸蠕動及解除燥熱，所以既可以消積食，又可以排除體內毒素，所以說它具有一定的減肥功效。

並且，桑葚還可以用來主治陰血不足而致的頭暈目眩，耳鳴心悸，煩躁失眠，腰膝酸軟，鬚髮早白，消渴口乾等症。所以，不僅想要美容養顏、減肥塑身的愛美人士需要常飲紅膚桑葚蜜茶，其他糖尿病、高血壓、便祕、神經衰弱患者也同樣可

以常飲，這樣有助於緩解病情。

　　桑葚有黑白兩種，其中鮮食的話，要以紫黑色為補益上品，未成熟的不能吃。

　　由於桑葚當中含有溶血性過敏物質以及透明質酸，過量食用後容易發生溶血性腸炎。所以注意不要食用太多桑葚或者是飲用太多桑葚茶。因為桑葚內含有較多的胰蛋白酶抑制物——鞣酸，會影響人體對鐵、鈣、鋅等物質的吸收，所以脾虛便溏者儘量不要吃桑葚。

洛神花茶：利尿降壓，平衡血脂

　　洛神花又名玫瑰茄、洛神葵和山茄等，是錦葵科木槿屬的一年生草本植物，原產於西非、印度，廣布於熱帶和亞熱帶地區，在廣東、廣西、福建、雲南以及臺灣等地均有栽培。洛神花的植株高達1.5～2米，莖淡紫色，直立，主幹多分枝。葉互生。夏秋間開花，花期長，花萼杯狀，紫紅色，花冠黃色。在開花的季節，紅、綠、黃相間，非常美麗，所以洛神花有著「植物紅寶石」的美譽。

　　洛神花不僅是能帶給你美好的視覺享受，同時還可以帶給你美麗的身段，因為洛神花泡茶飲用是具有一定的減肥功效的。

　　取洛神花15克、荷葉1片、蜂蜜適量。

　　先將荷葉清洗乾淨，並沿著脈絡將其剪成4份，同時橫剪成小塊狀，將洛神、荷葉放入鍋中，加入4碗水熬煮大約15分鐘左右，煎煮好的湯汁可依個人喜好酌量加入蜂蜜飲用。

　　一般情況下，洛神花是種植在山區不受污染的曠野當中的，因為那裡光照充足、紫外線強烈。這種花氣微香、味酸，維生素C、接骨木三糖苷、檸檬酸等營養成分；洛神花的花萼為肉質結構，多汁，含有豐富的蛋白質、有機酸、維生素C，多種氨基酸，大量的天然維生素和人體所需的礦物質，如鐵、鈣、

磷等。其成分分析如下：還原糖5.7克；蛋白質2.37克；果膠19.8克；蘋果酸3.3克；單寧1.09克；花青素14.5克；維生素89毫克/100克，含有人體所必需冬氨酸、谷氨酸、脯氨酸、甘氨酸、丙氨酸、賴氨酸、精氨酸等十七種氨基酸以及抗氧化功能顯著的花青素、多元酚、呋喃醛、羥甲基呋喃醛，尤其高含維生素C抗壞血酸。這些成分具有平肝降火、清熱消炎、生津止渴、降壓減脂、醒腦安神、清除自由基等作用。其中木槿酸，被認為對治療心臟病、高血壓、動脈硬化等有一定療效，可降低膽固醇和甘油三脂；另外的一些成分還對腸、子宮肌肉有解痙作用於，同時還有驅蟲作用並能促進汁分泌、降低血液濃度、刺激腸壁蠕動。從而有益於調節和平衡血脂，增進鈣質的吸收，促進消化，同時還具有清涼解毒利水，降血壓等功效。對於水腫性肥胖，具有很不錯的效果。

不過，由於洛神花當中含有較多的有機酸，所以胃酸過多者不宜飲用或者是食用。另外，它還具有利尿的作用，腎功能不好的人，要適當飲用才好。

瘦身大拼圖，拼出最適合妳的！王道減肥法！

香蕉綠茶：美容美體，清熱潤腸

作為人們最喜愛的水果之一，香蕉被歐洲人稱為「快樂水果」，因為它能夠解除憂鬱。同時，香蕉又被稱為「智慧之果」，相傳這是因為佛祖釋迦牟尼就是吃了香蕉而獲得智慧而得來的。香蕉營養含量高、熱量低，含有被稱為「智慧之鹽」的磷，又含有非常豐富的蛋白質、糖、鉀、維生素A和C，同時還有非常多的膳食纖維，是一種相當好的營養食品。並且具有非常好的美容效果，同時還是很受女孩子們鍾愛的減肥佳果。

以香蕉為主要原料的香蕉綠茶實在是一種減肥的佳飲。

取香蕉1根、綠茶5克、蜂蜜適量。先將香蕉剝皮研碎後加入茶水中，再適量加些蜂蜜即可飲用。

一根普通大小的香蕉約100克，熱量約87卡，比半碗飯、1片土司少了70卡左右，瘦身成份更是齊備。

在香蕉當中含有酵素和鎂，酵素和消化、代謝、抗老化等關係密切。香蕉中含有食物酵素澱粉，可幫助醣類消化。鎂能預防心情焦慮與疲勞，提高酵素活性，改善代謝不良，並保持腸內水分，幫助排便。

香蕉當中還含有鋅和鈣，鋅可刺激腦中的飽食中樞，促進抑制食欲物質合成，還可幫助燃燒脂肪的荷爾蒙運作，避免脂肪細胞堆積。鈣可以排出體內多餘水分，避免水腫，並且促進

新陳代謝、分解過剩的脂肪；維生素C、維生素B群，以及維生素E同樣在香蕉當中具有豐富的含量。維生素C可以促進基礎代謝，同時也能夠幫助燃燒脂肪的肉鹼合成，還可以防止因壓力而導致的暴飲暴食。維生素B群能提高醣類、脂質、蛋白質3大營養素的代謝速度，增加細胞活性並調整女性荷爾蒙。抗氧化效果極佳的維生素E，可以促進血液循環，產生改善代謝。改善腸內環境力——低聚糖，低聚糖可增加腸內比菲得氏菌等益菌，改善腸內環境，促進腸胃蠕動。香蕉含豐富水溶性食物纖維，能吸收小腸的脂質，減少脂肪堆積，並吸收水分，幫助改善排便。對血中脂肪排出、降低高血壓也有幫助。

人體內無法自行合成的氨基酸——色氨酸、組氨酸同樣在香蕉當中也能夠找到。色氨酸是緩和壓力的血清素的生成原料，能促進成長荷爾蒙分泌，幫助脂肪代謝和防止老化。組氨酸是一種神經傳達物質，可刺激飽食中樞，並促進脂肪分解。

透過香蕉所含有的這些成功功效便可以看出，香蕉簡直就是為了減肥而生的，具有超級無敵的減肥功效。

除去作為鮮果食用之外，香蕉鮮果還可用於加工，如熟香蕉可製成香蕉粉，用於製作糕餅及麵包；果實經發酵後可釀造香蕉酒或提取酒精；成熟果實可加工製罐、果脯、香蕉乾、果汁、香精等。香蕉的假莖、吸芽、花蕾都含有大量的營養物質，是很好的青飼料，可用於餵豬。假莖與葉富含纖維素，可製作繩、編織物和造紙；假莖的汁液可提練出一種食品防腐劑和染料的固定劑，假莖的灰分含鹼量很高，可用於製鹼水。假

瘦身大拼圖 拼出最適合妳的，王道減肥法！

莖、葉的鉀含量較高，切碎後回田有增加土壤有機質和疏鬆土壤的作用，同時還增加了土壤的鉀。

由於香蕉當中的鉀含量很高，患有急慢性腎炎、腎功能不全者，都不適合多吃，這些病人如果每天吃香蕉的話，以半條為限。此外，香蕉糖分高，淨重約100克左右的香蕉卡路里約87千卡，糖尿病者少食。

另外，由於香蕉性寒，所以體質偏於虛寒者，最好避之則吉。像胃寒、虛寒、腎炎、懷孕期腳腫者，都最好不要生吃香蕉。如果非要吃的話，可以先將蕉肉進行蒸煮，等其寒性減退之後才可以進食。至於寒咳患者本不應該吃香蕉，但是也可以將香蕉蒸熟後再吃。

葡萄紅茶：利尿減肥，開胃健脾

　　葡萄是人們最喜愛的水果之一，屬於落葉藤本植物，葡萄的漿果大多都為圓形或者是橢圓形，色澤會隨品種而異。在很早以前，人類就開始栽培這種果樹了，葡萄的產量幾乎占了全世界水果產量的四分之一；其具有非常高的營養價值，可以被製成葡萄汁、葡萄乾和葡萄酒。粒大、皮厚、汁少、優質、皮肉難分離、耐貯運的歐亞種葡萄又被稱為提子。

　　根據資料分析表明，每百克葡萄當中含水分87.9克，蛋白質0.4克，脂肪0.6克，碳水化合物8.2克，粗纖維2.6克，鈣4.0毫克，磷7.0毫克，鐵0.8毫克，並含有胡蘿蔔素、維生素B1、維生素B2、維生素C、維生素P等，此外，還含有人體所需的十多種氨基酸及多量果酸。因此，常食葡萄，對神經衰弱和過度疲勞均有補益作用。而葡萄酒含有十幾種氨基酸和豐富的維生素B12和維生素P，更具有味甘、性溫、色美、善「醉」、易醒、滋補、養人等特點，經常少量飲用，有舒筋活血、開胃健脾、助消化、除水腫、提神等功效。

　　正是由於葡萄能夠助消化、除水腫，所以以葡萄為原料的葡萄紅茶才會具有利尿減肥的功效。

　　取大葡萄一串、紅茶5克。先用熱開水將紅茶沏好，之後濾去茶渣；葡萄去掉莖，清洗乾淨，再用消毒紗布包住擠出汁

瘦身大拼圖，拼出最適合妳的！王道減肥法！

水，將汁水倒入茶水當中混合均勻便可以飲用了。

這樣做成的葡萄紅茶不僅能夠利尿，還具有補血、促進長高、抗衰老的效果。

其實不僅葡萄汁具有減肥的功效，葡萄全身都是減肥的法寶。

1·葡萄皮

如果能夠在吃葡萄的時候連皮一起吃的話，便會收到令你意想不到的減肥效果。葡萄皮中含有豐富的葡萄多酚、單寧、花青素以及白藜蘆醇等物質，有降低血脂，加速脂肪分解的功效。

2·葡萄肉

葡萄肉當中含有非常豐富的水溶性B群維生素，它們是調節新陳代謝所不可或缺的營養素。而且葡萄肉當中還具有相當豐富的鉀、磷、鈣和鎂等礦物質，能夠幫助排毒，清理體內環境，加速身體的新陳代謝，幫你養成易瘦的體質。

3·葡萄籽

在葡萄籽當中含有80%～90%的原花青素，所以，葡萄籽萃取物是女性養顏抗衰老的聖品，它的抗氧化能力是維生素E的50倍，是維生素C的20倍，而且還很容易被人體吸收，有著顯著的美容效果。

3 減肥茶瘦身：
善用茶飲輕鬆享「瘦」

雖然葡萄是一種含糖量很高的水果，但是卻不必擔心會由糖引發肥胖。因為葡萄中的糖主要是葡萄糖，是非常容易被人體所吸收的，特別是當人體出現了低血糖的時候，如果能夠及時飲用葡萄汁的話，很快便可以使症狀得到緩解。

在吃葡萄之後不可以立刻喝水，否則的話便很容易就會發生腹瀉。

吃葡萄的時候要儘量連皮一起吃，因為葡萄所含的營養素都存在於皮中，葡萄汁的功能和吐掉的葡萄皮比起來，可謂遜之千里！因此，「吃葡萄不吐葡萄皮」是有一定道理的。

在食用葡萄之後，應該間隔4小時之後再吃海鮮才好，這樣的話才能夠避免葡萄當中的鞣酸與海鮮中的鈣質發生反應，形成難以吸收的物質，影響身體健康。

瘦身大拼圖，拼出最適合妳的！王道減肥法！

薄荷薰衣草茶：改善睡眠，消除贅肉

　　薰衣草是一種原產在地中海沿岸的灌木，其兼具食用價值與美化環境的功能，如今已經成為了歐洲常見的庭園植物。每當花開的時候，一片紫豔的花海，其中以法國南部普羅旺斯的薰衣草田景觀最為著名。薰衣草屬的種類繁盛，大多數開的都是藍紫色小花，其中也有粉紅或者是白色的品種。薰衣草還有著「寧靜的香水植物」這一別稱。很早的時候，古羅馬人和波斯人即懂得利用新鮮的薰衣草來進行芳香浴了，藉以消除疲勞和酸痛。

　　薰衣草的香氣清新優雅，性質溫和，有著「百草之王」的稱謂，被公認為是最具有鎮靜，舒緩，催眠作用的植物。其可以舒緩緊張情緒、鎮定心神、平息靜氣、癒合傷口、去疤痕。同時還具有控油、再生、消炎和修復的作用。

　　將薰衣草與薄荷葉混合在一起製作成的薄荷薰衣草茶，還具有減肥的功效呢。

　　取薰衣草1大匙，薄荷葉2大匙，蜂蜜適量，熱水500毫升。

　　取煮滾的熱水500毫升，加入薰衣草、薄荷葉以及蜂蜜，燜5分鐘後即可完成薄荷薰衣草茶的製作了。

　　薰衣草能夠安神，促進睡眠，可以讓人放鬆身心，撫慰心靈，鎮靜安神，當擁有了優質睡眠的時候，自然就可以跟由

於作息不規律而引起的肥胖說拜拜了。而同樣的作用薄荷也具有，所以這二者相結合製作而成的減肥茶的效果是顯而易見的。

除去可以被沖泡成茶飲之外，長久以來，歐洲人即知道薰衣草具健胃功能，故烹調時常加入薰衣草作為調味，或攙於醋、酒、果凍中增添芳香；以薰衣草調製成的醬汁尤具風味，據說英國女王伊莉莎白一世便是其忠實的愛好者。有了薰衣草的健胃功效，便不用煩惱食物消化不掉了，積食會造成肥胖的憂慮自然也就沒有了。

薄荷則可以健胃祛風、祛痰、利膽、抗痙攣，改善感冒發燒、咽喉腫痛，並消除頭痛、牙痛、噁心感，及皮膚瘙癢、腹部脹氣、腹瀉、消化不良、便祕等症狀，由於可以改善消化不良和便祕，所以也就具有了一定的瘦身功效。

常飲薄荷薰衣草茶，不僅可以瘦身美體，還能夠防病健體。不過，由於薄荷芳香辛散，所以肺虛咳嗽、陰虛發熱多汗的患者要謹慎使用。此外，薄荷還具有醒腦、興奮的作用，所以不宜飲用過多，以免造成睡眠困擾。

桂圓紅棗茶：去除水腫，養血安神

　　桂圓是我國南亞熱帶的名貴特產，在歷史上有著南方「桂圓」北「人參」之稱。龍眼果實富含營養，自古便深受人們的喜愛，更被視為珍貴補品，其滋補功能是顯而易見的。龍眼能夠入藥，具有壯陽益氣、補益心脾、養血安神以及潤膚美容等多種功效，可以用來治療貧血、心悸、失眠、健忘、神經衰弱以及病後、產後身體虛弱等症。

　　桂圓味甘，性平。含有豐富的葡萄糖、蔗糖、蛋白質、脂肪、B群維生素、維生素C，磷、鈣、鐵、酒石酸、腺嘌呤以及膽鹼等成分。能夠補脾益胃、補心長智、養血安神，同時還具有利尿的作用。

　　桂圓可被用於脾胃虛弱，食欲不振，或氣血不足，體虛乏力，心脾血虛，失眠健忘，驚悸不安等症。同時由於桂圓具有利尿的功效，所以非常有利於去除水腫，對於消除水腫型肥胖具有不錯的效果。

　　取桂圓20克、紅棗6個。將紅棗洗淨去核。把紅棗以及桂圓加水放入電鍋當中煮一個小時，直至湯汁味濃為止，便可以飲用了。

　　桂圓紅棗茶可以使臉色紅潤，並且可以瘦身減肥。

　　古人便非常推崇桂圓的營養價值，在許多本草書當中都

對本品的滋養和保健作用進行了介紹。早在漢朝時期，桂圓就已作為藥用。《名醫別錄》稱之為「益智」，言其功能養心益智故也。有滋補強體，補心安神、養血壯陽，益脾開胃，潤膚美容的功效。桂圓的糖分含量很高，且含有能被人體直接吸收的葡萄糖，體弱貧血，年老體衰，久病體虛，經常吃些桂圓很有補益；婦女產後，桂圓也是重要的調補食品。桂圓具有益氣養血，健脾補心的功效，故有「果中神品」之稱。《神農本草經》記載：龍眼肉有治療「五臟邪氣，安志厭食」的功效，稱「久服強魂聰明，輕身不老，通神明」。這樣便將桂圓的瘦身減肥功效說得清清楚楚了。

紅棗當中含有人體所必需的18種氨基酸，內含蛋白質、脂肪、糖類、有機酸和磷、鈣、鐵及B群維生素、維生素C、維生素P等物質，是天然的維生素果實。有健脾益氣，養血安神、潤肺止咳，調和諸藥的作用，對高血壓、動脈粥樣硬化，冠心病等症有較好的療效，還具有防癌抗癌，延年益壽之功效。

民間曾經流傳著「一日吃仁棗，紅顏不顯老」的說法，李時珍在《本草綱目》中說：棗味甘、性溫，能補中益氣，養血生津，用於治療「脾虛弱，食少便溏，氣血虧虛」等疾病。

常食紅棗可治療身體虛弱、神經衰弱、脾胃不和、消化不良、勞傷咳嗽、貧血消瘦，養肝防癌功能尤為突出。除鮮食外，晾曬成乾棗後，個大飽滿、色澤紅潤，供煮粥或製成甜食。它不僅含有大量的糖粉，蛋白質和脂肪，而且含有比一般果品高的鈣和磷，特別是含有大量的鐵是補血的佳品，有益氣

補血，養腎安神之功，可治虛損勞傷諸症，具有極高的食用和藥用價值，也是保健食品的良好原料。

　　將紅棗和桂圓一起共同煮成的桂圓紅棗茶，在輕身美體的同時，還能夠補充人體所必需的營養，既減輕了體重，又不會損害健康，同時更具有治病、保健的功效，所以，平時可以將其當成日常飲品經常飲用。

永續圖書
線上購物網

www.foreverbooks.com.tw

◆ 加入會員即享活動及會員折扣。

◆ 每月均有優惠活動，期期不同。

◆ 新加入會員三天內訂購書籍不限本數金額，
即贈送精選書籍一本。（依網站標示為主）

專業圖書發行、書局經銷、圖書出版

永續圖書總代理：

五觀藝術出版社、培育文化、棋茵出版社、犬拓文化、讀
品文化、雅典文化、知音人文化、手藝家出版社、璞申文
化、智學堂文化、語言鳥文化

活動期內，永續圖書將保留變更或終止該活動之權利及最終決定權。

瘦身大拼圖，拼出最適合妳的王道減肥法！

雅致風靡　典藏文化

親愛的顧客您好，感謝您購買這本書。即日起，填寫讀者回函卡寄回至本公司，我們每月將抽出一百名回函讀者，寄出精美禮物並享有生日當月購書優惠！想知道更多更即時的消息，歡迎加入"永續圖書粉絲團"您也可以選擇傳真、掃描或用本公司準備的免郵回函寄回，謝謝。

傳真電話：（02）8647-3660　　　　電子信箱：yungjiuh@ms45.hinet.net

姓名：	性別：	□男　　□女

出生日期：　　年　　月　　日　　電話：

學歷：	職業：

E-mail：

地址：□□□

從何處購買此書：	購買金額：　　　　元

購買本書動機：□封面　□書名　□排版　□內容　□作者　□偶然衝動

你對本書的意見：
內容：□滿意□尚可□待改進　　編輯：□滿意□尚可□待改進
封面：□滿意□尚可□待改進　　定價：□滿意□尚可□待改進

其他建議：

總經銷：永續圖書有限公司

永續圖書線上購物網
www.foreverbooks.com.tw

您可以使用以下方式將回函寄回。

您的回覆，是我們進步的最大動力，謝謝。

① 使用本公司準備的免郵回函寄回。

② 傳真電話：（02）8647-3660

③ 掃描圖檔寄到電子信箱：

　　yungjiuh@ms45.hinet.net

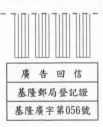

雅致風靡　典藏文化